JN310411

鑑別診断 パノラマX線写真

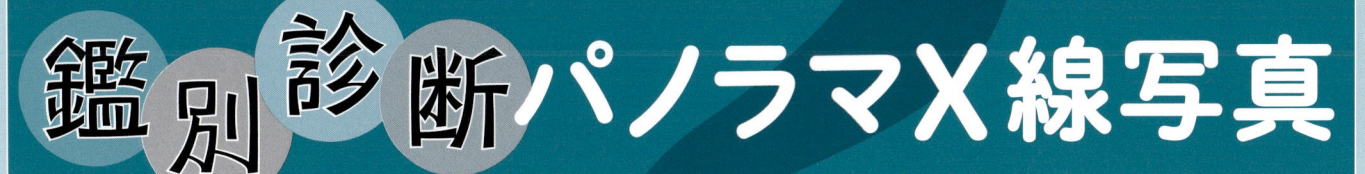

～悪性腫瘍を見逃さないために～

編著　五十嵐千浪　小林 馨（鶴見大学歯学部）

デンタルダイヤモンド社

本書の活用法

目的：読者の方がパノラマX線画像における診断能を知り診療の参考にする。
このため、以下の手順でお使いください。

30症例のパノラマX線像の指定した部位について、悪性腫瘍か悪性腫瘍ではないか判断してください。その結果から、パノラマX線像についての診断能を計算できます。

1. P.38の診断表をコピーしてください。
2. パノラマX線像　30症例を順番に「悪性である」「悪性でない」のどちらかに判断し○をつけてください。すべての回答がすむまで、解説には進まないでください。
3. 解説の正答（悪性、悪性ではない）を見て、あなたの回答に正誤をつけてください。
4. P.38の2×2表のa、b、c、dの数字を入れます。
   a：悪性を悪性と正答した数
   b：悪性でないのに悪性と答えた数
   c：悪性でないと答えたが悪性だった数
   d：悪性でないものを悪性でないと正答した数
5. 評価基準と解決方法は「刊行にあたって」にありますので、これを参考にご自分の画像診断の特質をご理解ください。

※これは試験ではありません。ゲームでもありません。重要なのは自分の特質を理解することです。皆さんの画像診断能力を高めるための第一歩になれるよう願っています。

刊行にあたって

本書は、歯科医療人が、ご自身のX線画像診断の正しさを知っていただくために企画しました。

自身の診断がどの程度正しいかを知っている人は、とても少ないと思います。歯科の画像診断を専門としている専門医、認定医でも自身の正診率、誤診率を正確にわかっている人はほとんどいません。本書を執筆している私達も例外ではありません。そこで、自身の画像診断精度（正診度、感度、特異度、陽性的中度、陰性適中度で表します）がわかるテキストブックを作ってみました。

本書は、鶴見大学歯学部病理学講座　斎藤一郎教授に病理組織診断の使用をお許しいただいたこと。同口腔顎顔面外科学講座　濱田良樹教授、口腔内科学講座　里村一人教授に症例の使用を許可していただいたことにより、刊行することができました。先生方と各講座諸氏に心から感謝いたします。

本書では、患者さんにとって最も重要な問題になる"悪性腫瘍である、悪性腫瘍でない"のパノラマ画像による診断について、"あなたの診断精度"がわかります。特定した30症例についての診断精度ですので、日常臨床のすべてのパノラマ画像による診断精度がわかるわけではありませんが、ご自身の日常臨床における画像診断の傾向がわかるはずです。結果の解釈の仕方は次のようです。

- 正診度：悪性か、悪性でない、を正しく診断できた例数÷30例
- 感度：悪性と正しく診断できた例数÷悪性の例数
- 特異度：悪性でないと正しく診断できた例数÷悪性でない例数
- 陽性適中度：悪性と正しく診断できた例数÷画像で悪性と診断した例数
- 陰性適中度：悪性でないと正しく診断できた例数÷画像で悪性でないと診断した例数

【診断結果の評価】
- 正診度が高い―感度が高い―特異度が高い：悪性と悪性でないものが鑑別できています。
- 感度が高い―特異度が低い：画像を読みすぎ、悪性腫瘍と多く診断している傾向にあります。しかし、悪性腫瘍を見落とさないという日常の安全性を考えればよい傾向です。パノラマ画像はスクリーニングのための検査です。パノラマ画像で悪性を疑ったら、CTやMRI等のより診断精度の高い画像検査を行って、確定すればよいわけです。
- 感度が低い―特異度が高い：悪性腫瘍を見落としている傾向にあります。悪性腫瘍の所見を再確認しましょう。
- 正診度が低い：悪性と悪性でないものとの違いを再確認してください。

どの程度が高いのか、低いのかの基準のために本学口腔顎顔面放射線・画像診断学講座員の平均値と（最小値～最大値）を示します。

正診度 0.80（0.73～0.83）/感度 0.73（0.60～0.80）/特異度 0.84（0.70～0.90）/陽性反応適中度 0.71（0.57～0.78）/陰性反応適中度 0.86（0.82～0.89）〔若江五月, 小林 馨, 五十嵐千浪, 他：鶴見歯学. 2010；36：67-72.から引用〕
『0.8を目標に挑戦してください！』

本書の元になったのは、2008年開催の第21回歯科医学会総会におけるテーブルクリニック「パノラマX線像からがんを検出しましょう！」です。この時に、多くの歯科医師、歯学部学生、歯科衛生士等の方々にご参加いただきました。その後6年間、島根県、東京都中央区京橋、横浜市緑区、福島県白河市、相模原市等の歯科医師会学術講演会、二垂会スタディグループ講演や鶴見大学歯学部同窓会、同期会等講演の機会をいただき、「刊行してほしい」という先生方のお言葉に励まされて形になりました。講演の機会を与えていただいた先生方に深謝いたします。

正診率 1.0（すべて正診）というのは、1つの検査ではありえません。そこで、1つの検査での誤診を最終的な誤診にしないために、病歴、臨床所見等を加えて正診の確率を上げることが重要です。本書は、画像診断の限界を知り、総合的な診断をするための入口とお考えください。

筆者は、すべて鶴見大学歯学部口腔顎顔面放射線・画像診断学講座の講座員です。編集添削は、五十嵐千浪が行いました。こうして実を結んだことに関係各位に感謝いたします。

2015年4月　教授10周年を過ぎて

小林　馨

鑑別診断　パノラマX線写真　CONTENTS

本書の活用法 2
刊行にあたって 3
01　男性　64歳（下顎左側大臼歯部） 8, 40
02　男性　18歳（上顎前歯部） 9, 42
03　女性　70歳（上顎右側臼歯部） 10, 44
04　男性　44歳（上顎左側） 11, 45
05　男性　64歳（上顎右側臼歯部） 12, 46
06　女性　32歳（下顎右側臼歯部） 13, 48
07　女性　44歳（下顎正中から左側臼歯部） 14, 50
08　男性　57歳（上顎左側臼歯部） 15, 52
09　女性　69歳（下顎右側臼歯部） 16, 54
10　男性　63歳（下顎前歯部） 17, 56
11　男性　43歳（下顎前歯部から右側臼歯部） 18, 58
12　女性　50歳（下顎左側臼歯部） 19, 60
13　男性　43歳（下顎右側大臼歯部） 20, 62
14　男性　90歳（下顎右側大臼歯部） 21, 64
15　女性　62歳（下顎右側臼歯部） 22, 66

16	男性	40歳	（上顎前歯部から右側小臼歯部）	23, 68
17	女子	14歳	（上顎前歯部から右側小臼歯部）	24, 70
18	男性	62歳	（下顎右側小臼歯から犬歯部）	25, 72
19	女性	25歳	（上顎前歯部から左側大臼歯部）	26, 74
20	男性	41歳	（上顎右側臼歯部）	27, 76
21	男性	73歳	（上顎左側臼歯部）	28, 78
22	男性	55歳	（下顎左側犬歯部から臼歯部）	29, 80
23	男性	64歳	（下顎右側臼歯部）	30, 82
24	男性	75歳	（下顎左側臼歯部）	31, 83
25	女性	37歳	（下顎左側臼歯部）	32, 84
26	男性	34歳	（下顎左側臼歯部）	33, 86
27	女性	71歳	（上顎左側臼歯部から上顎洞）	34, 88
28	男性	49歳	（下顎左側臼歯部）	35, 90
29	女性	80歳	（下顎左側前歯部から臼歯部）	36, 92
30	男性	60歳	（下顎前歯部から右側臼歯部）	37, 94

診断表 38

執筆者

本書は、下記の鶴見大学歯学部口腔顎顔面放射線・画像診断学講座の先生方が協力して執筆しています(敬称略)。

小林 馨

五十嵐千浪

若江五月

小佐野貴識

市古敬史

伊東宏和

大蔵眞太郎

(執筆者の略歴は巻末)

パノラマX線写真で疾患を見る

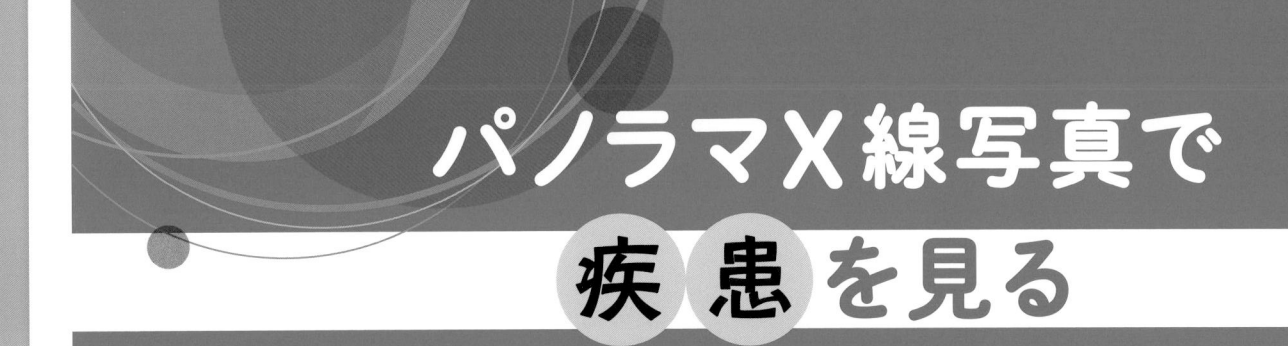

悪性 or NOT? #01

年齢／64歳
性別／男性
部位／下顎左側大臼歯部

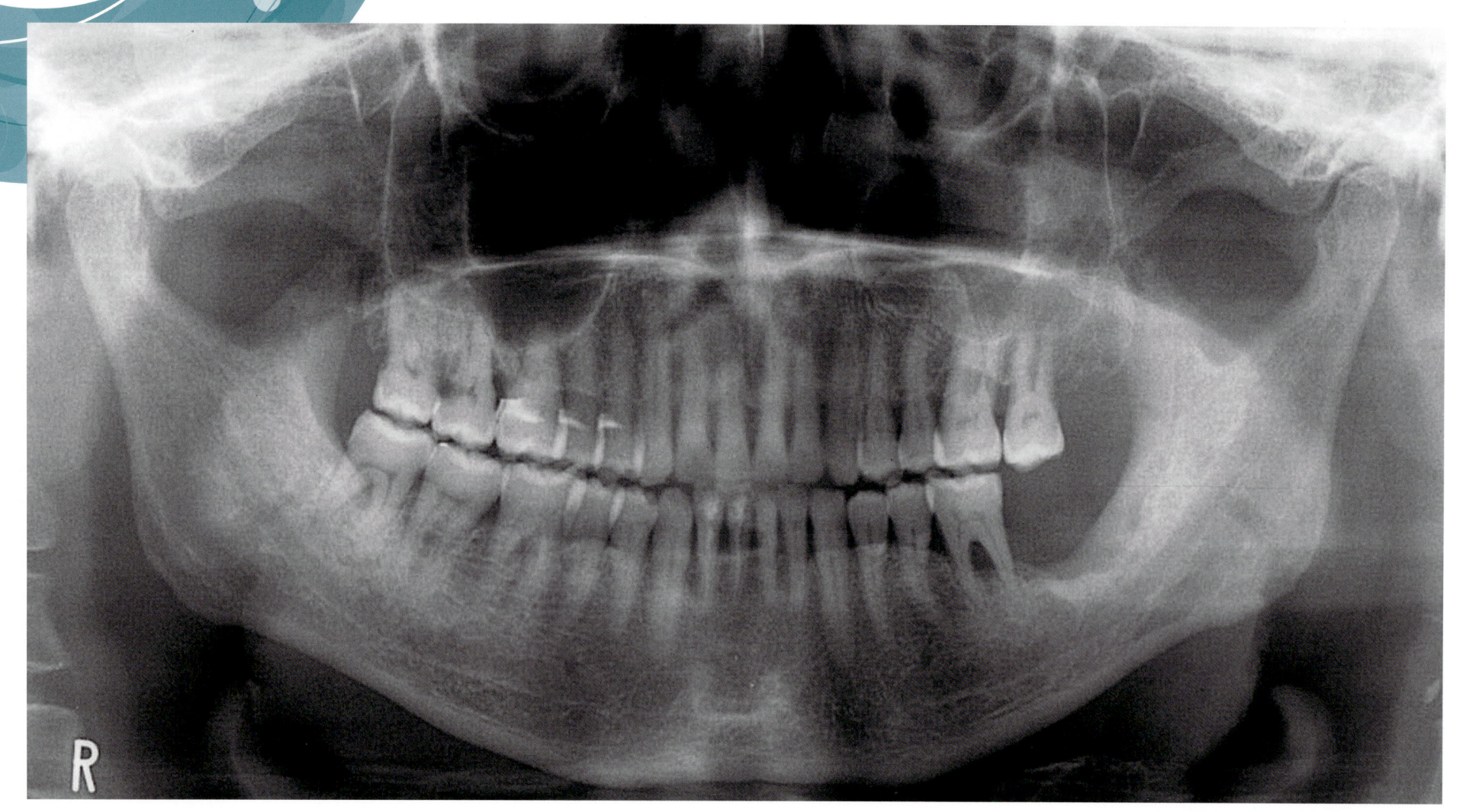

詳細は P.40 へ

8　鑑別診断 パノラマX線写真 ──悪性腫瘍を見逃さないために

悪性 or NOT? #02

年齢／18歳
性別／男性
部位／上顎前歯部

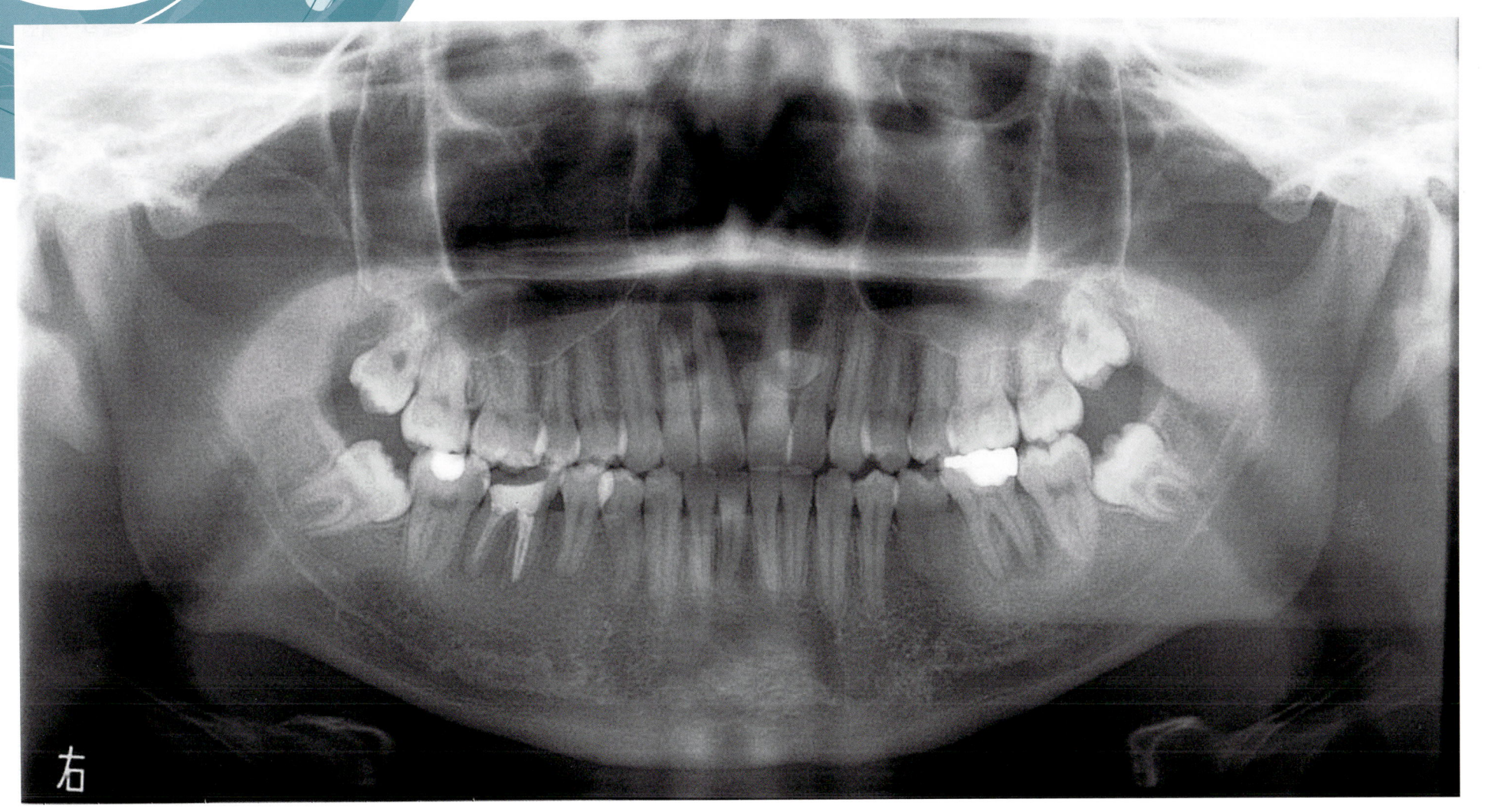

詳細は P.42 へ

鑑別診断 パノラマX線写真 ——悪性腫瘍を見逃さないために

悪性 or NOT? #03

年齢／70歳
性別／女性
部位／上顎右側臼歯部

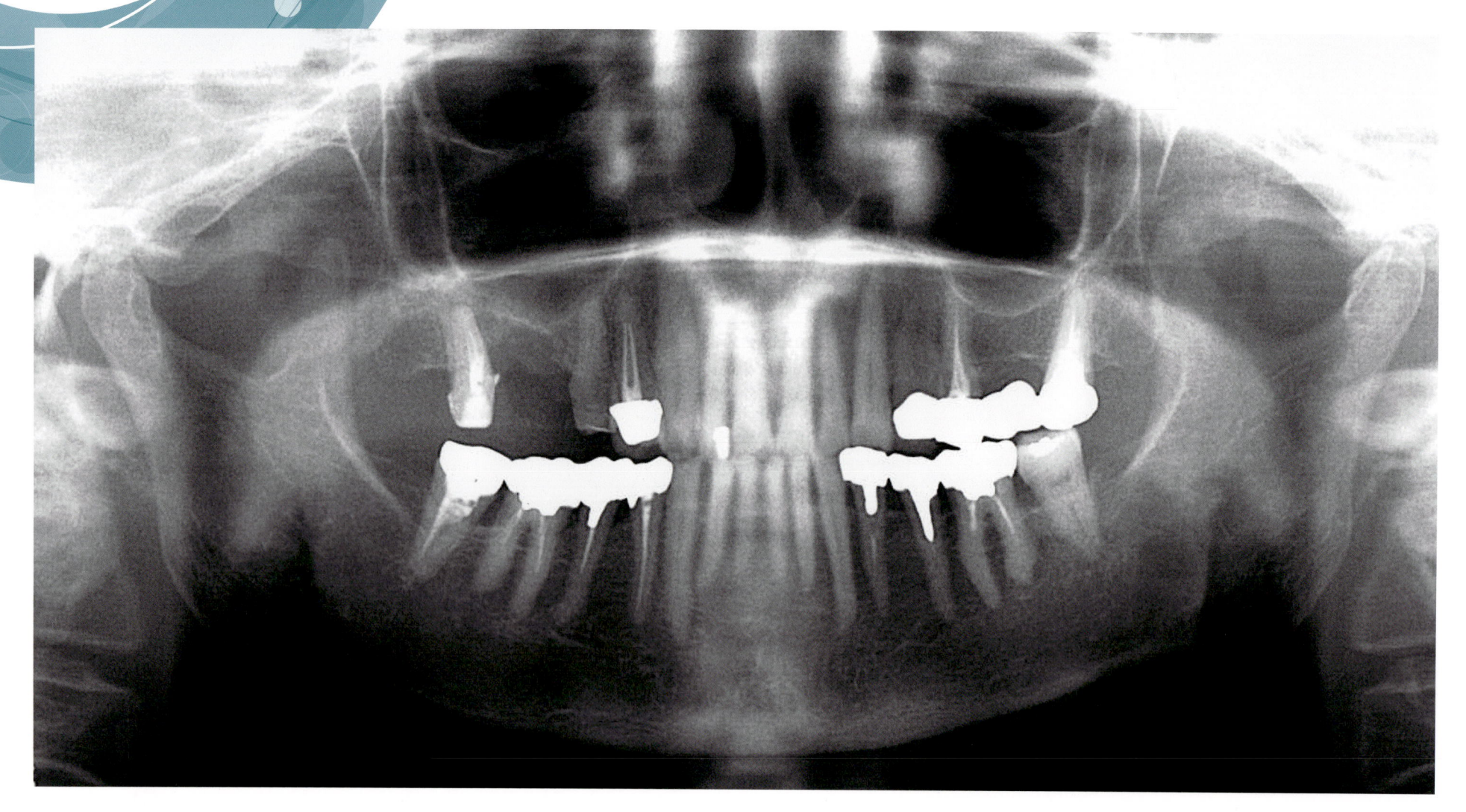

詳細はP.44へ

10　鑑別診断 パノラマX線写真 ──悪性腫瘍を見逃さないために

悪性 or NOT? #04

年齢／44歳
性別／男性
部位／上顎左側

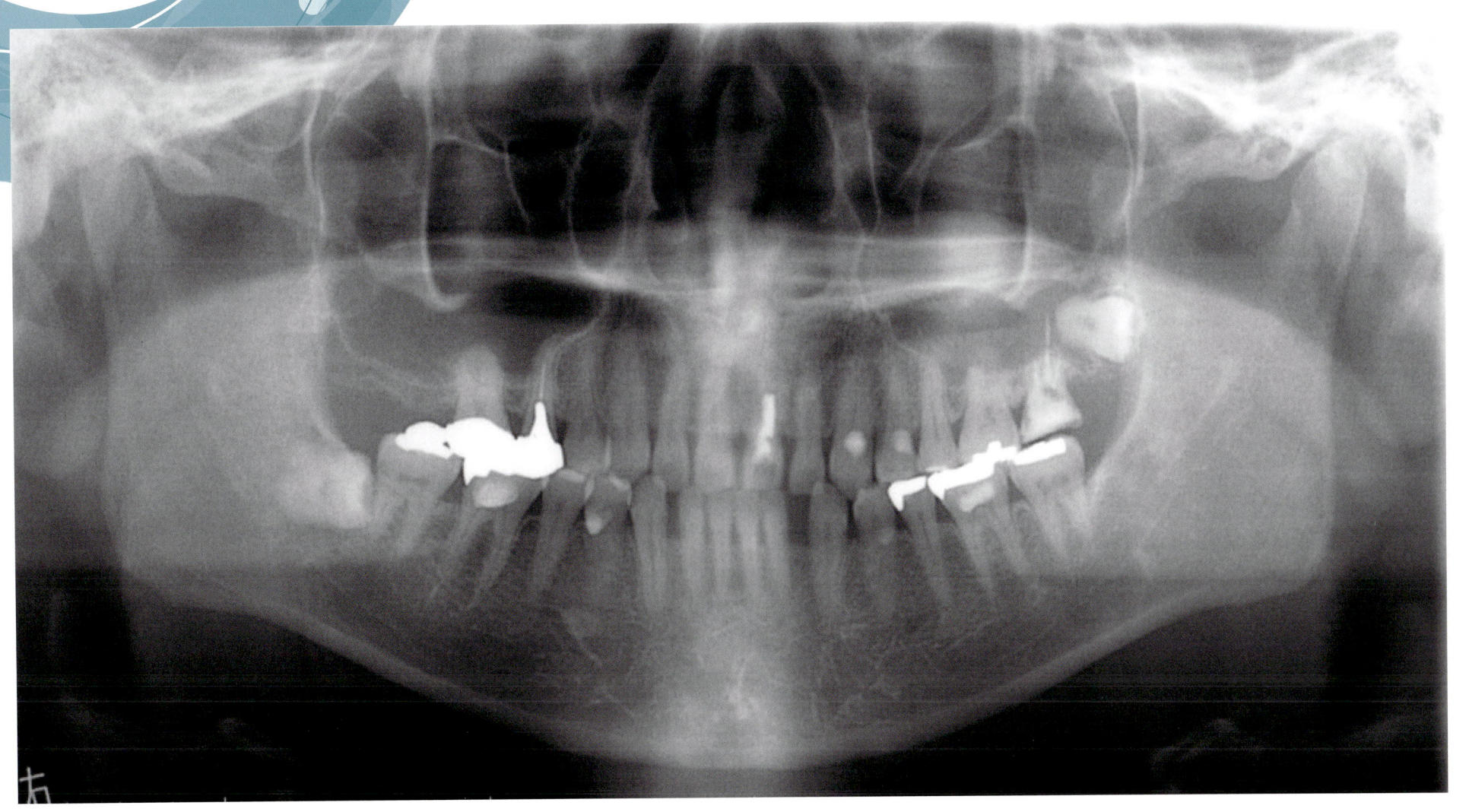

詳細は P.45 へ

悪性 or NOT? #05

年齢／64歳
性別／男性
部位／上顎右側臼歯部

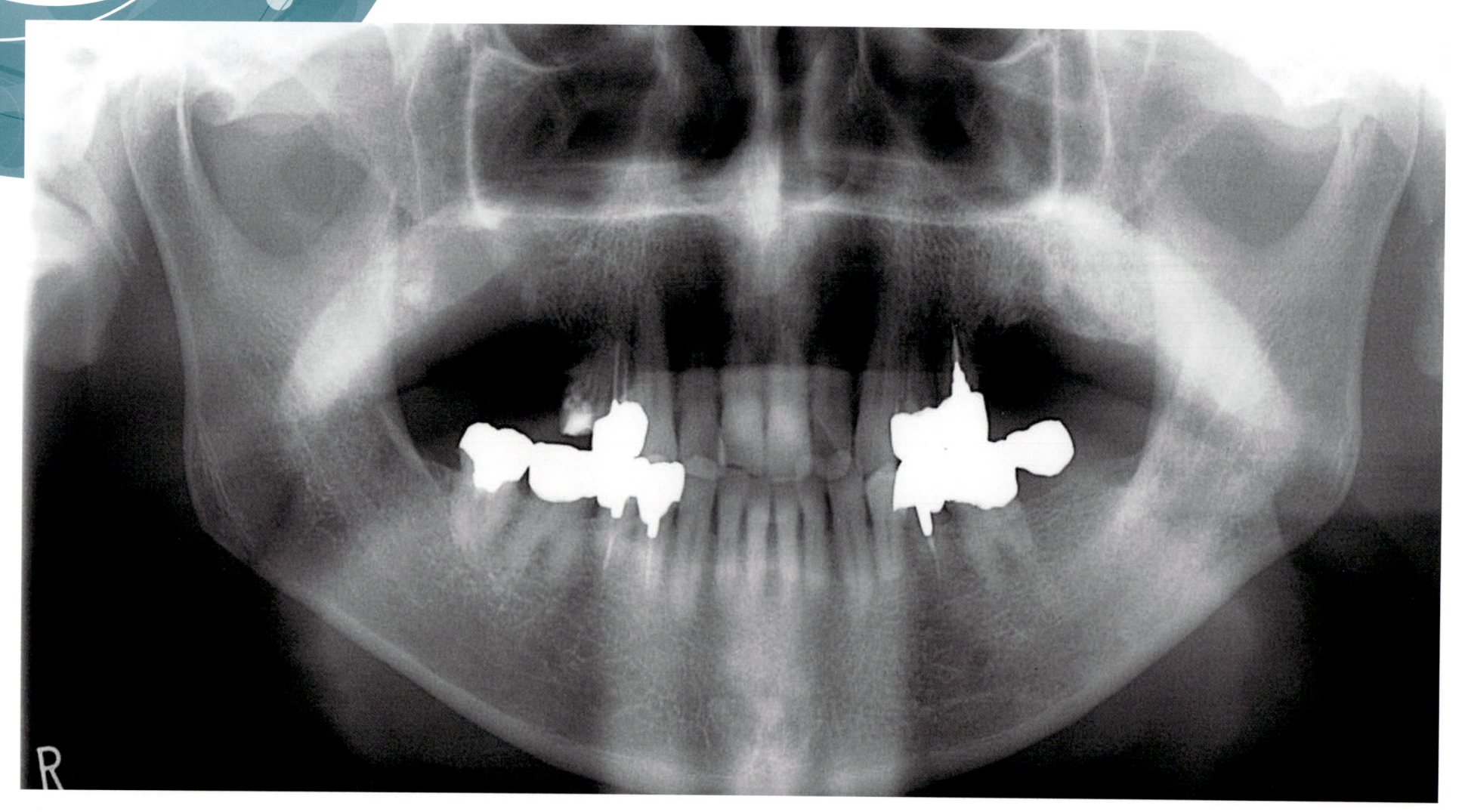

詳細は P.46 へ

悪性 or NOT? #06

年齢／32歳
性別／女性
部位／下顎右側臼歯部

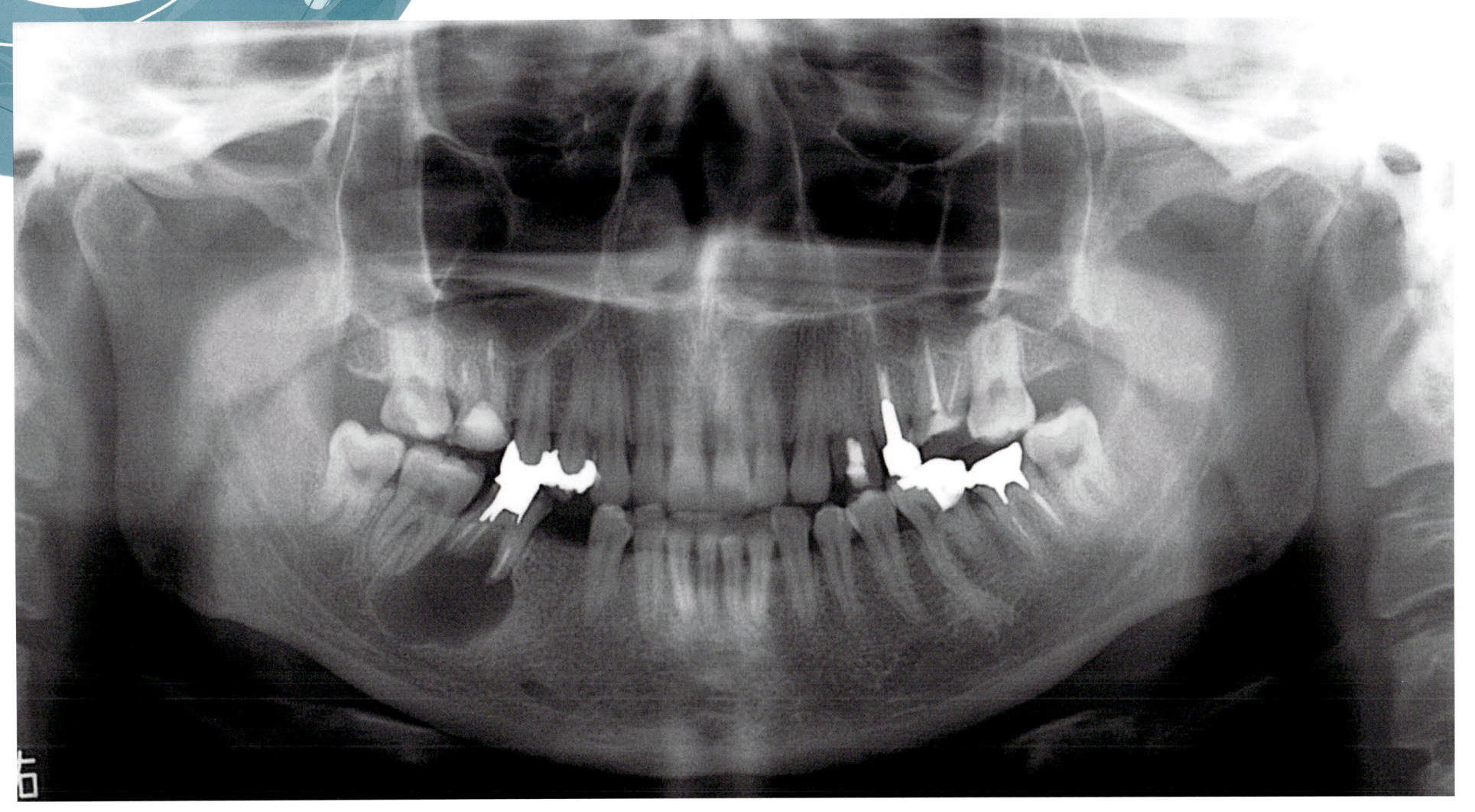

詳細は P.48 へ

鑑別診断 パノラマX線写真 ──悪性腫瘍を見逃さないために

悪性 or NOT? #07

年齢／44歳
性別／女性
部位／下顎正中から左側臼歯部

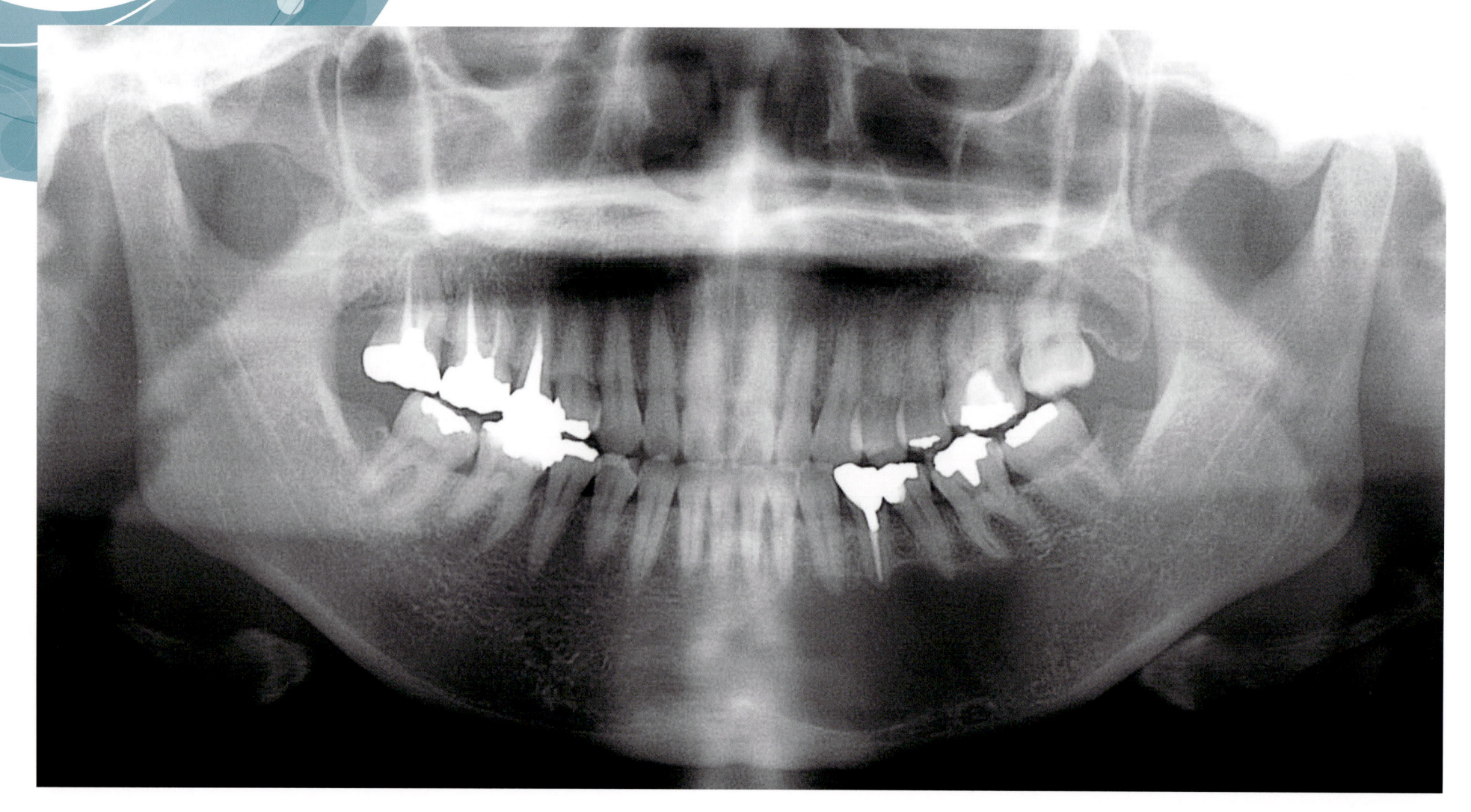

詳細はP.50へ

悪性 or NOT? #08

年齢／57歳
性別／男性
部位／上顎左側臼歯部

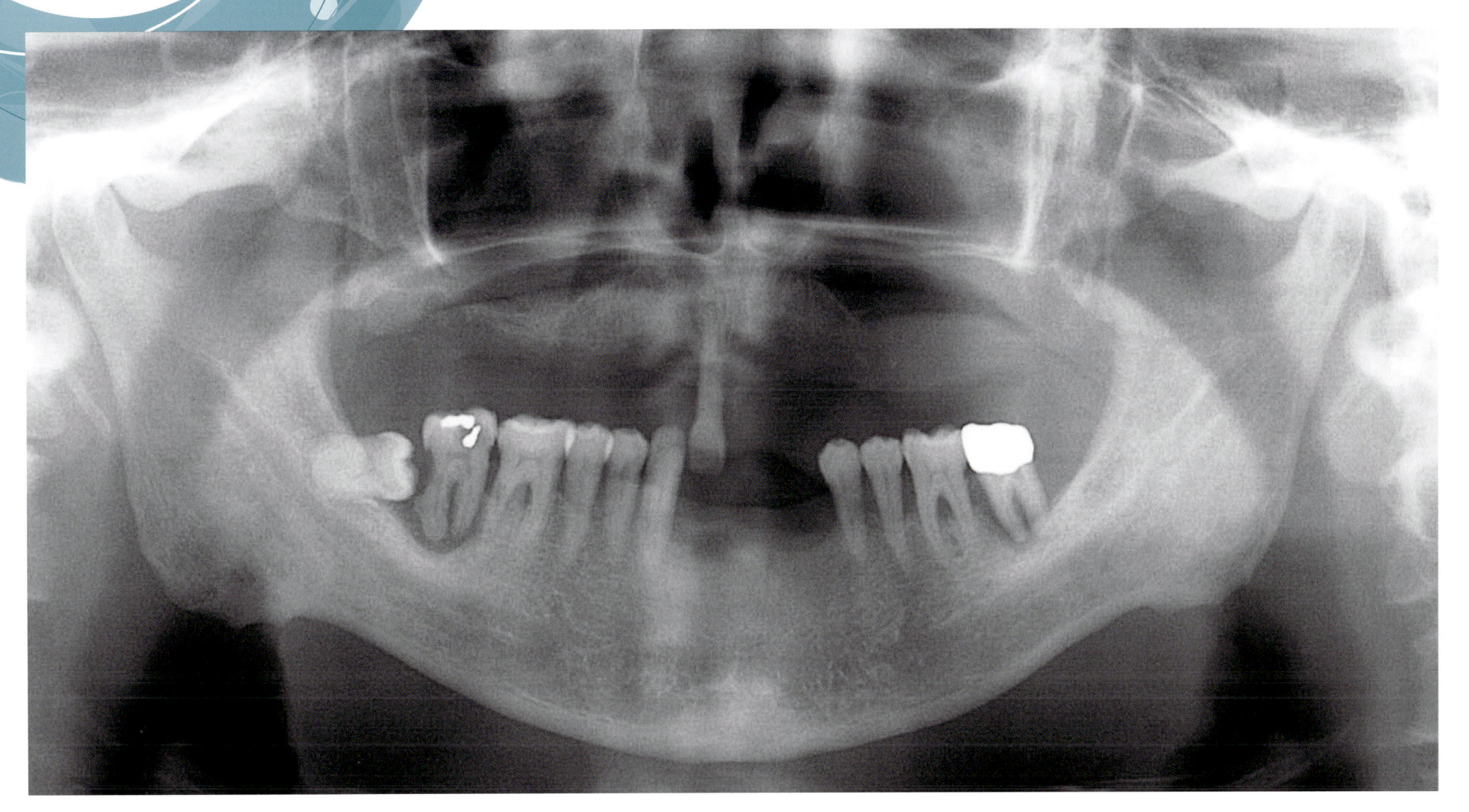

詳細は P.52 へ

鑑別診断 パノラマＸ線写真 ──悪性腫瘍を見逃さないために

悪性 or NOT? #09

年齢／69歳
性別／女性
部位／下顎右側臼歯部

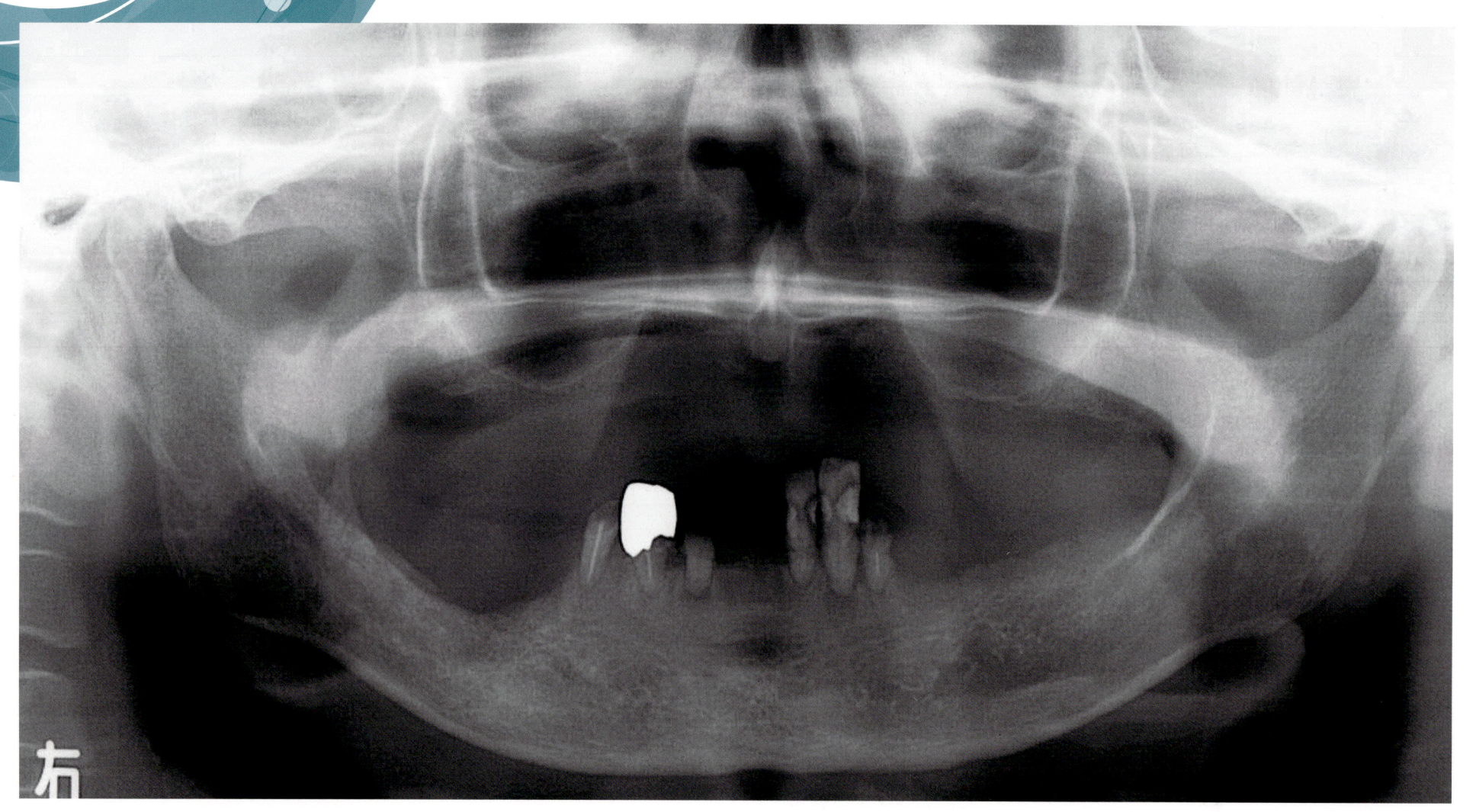

詳細は P.54 へ

悪性 or NOT? #10

年齢／63歳
性別／男性
部位／下顎前歯部

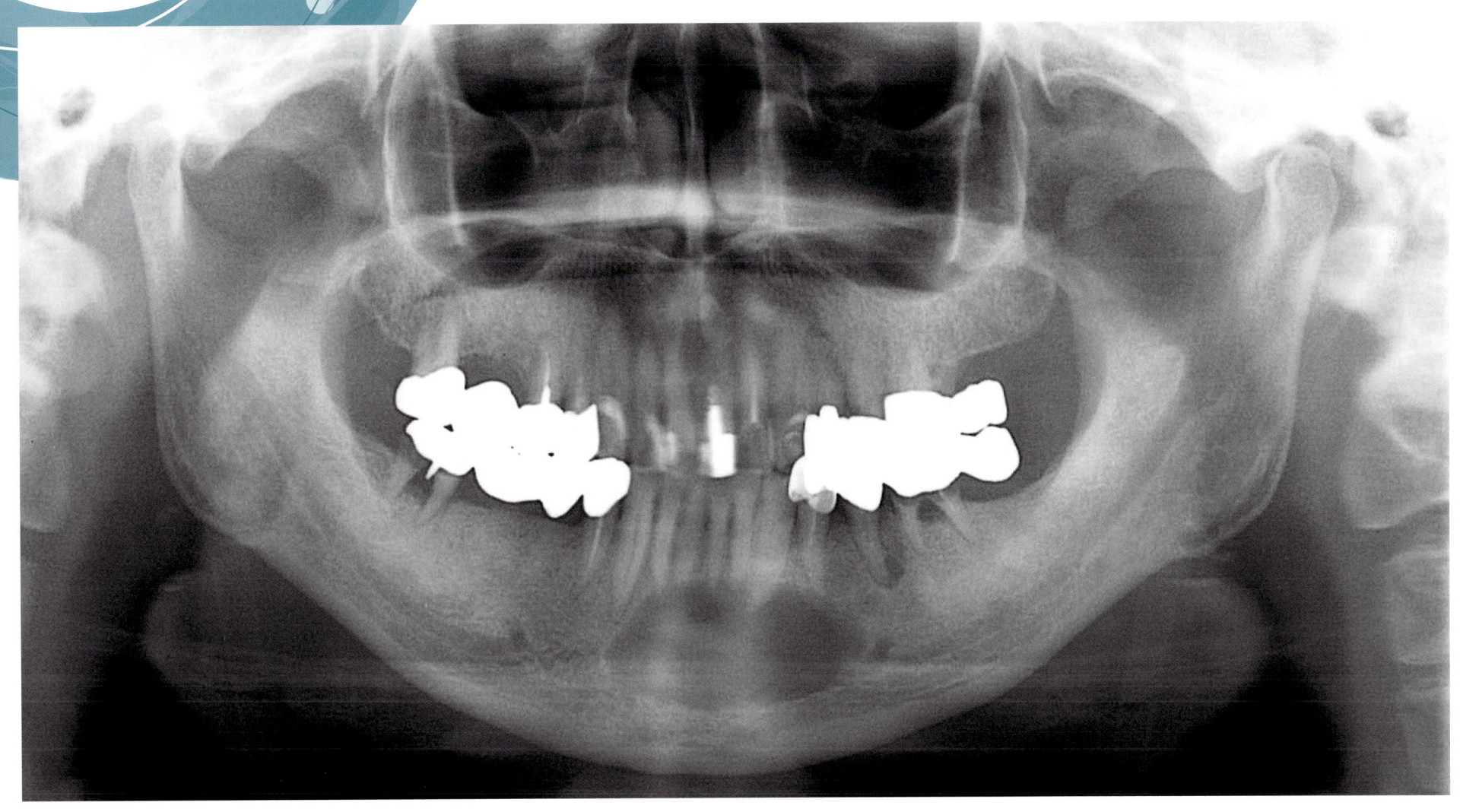

詳細は P.56 へ

悪性 or NOT? #11

年齢／43歳
性別／男性
部位／下顎前歯部から右側臼歯部

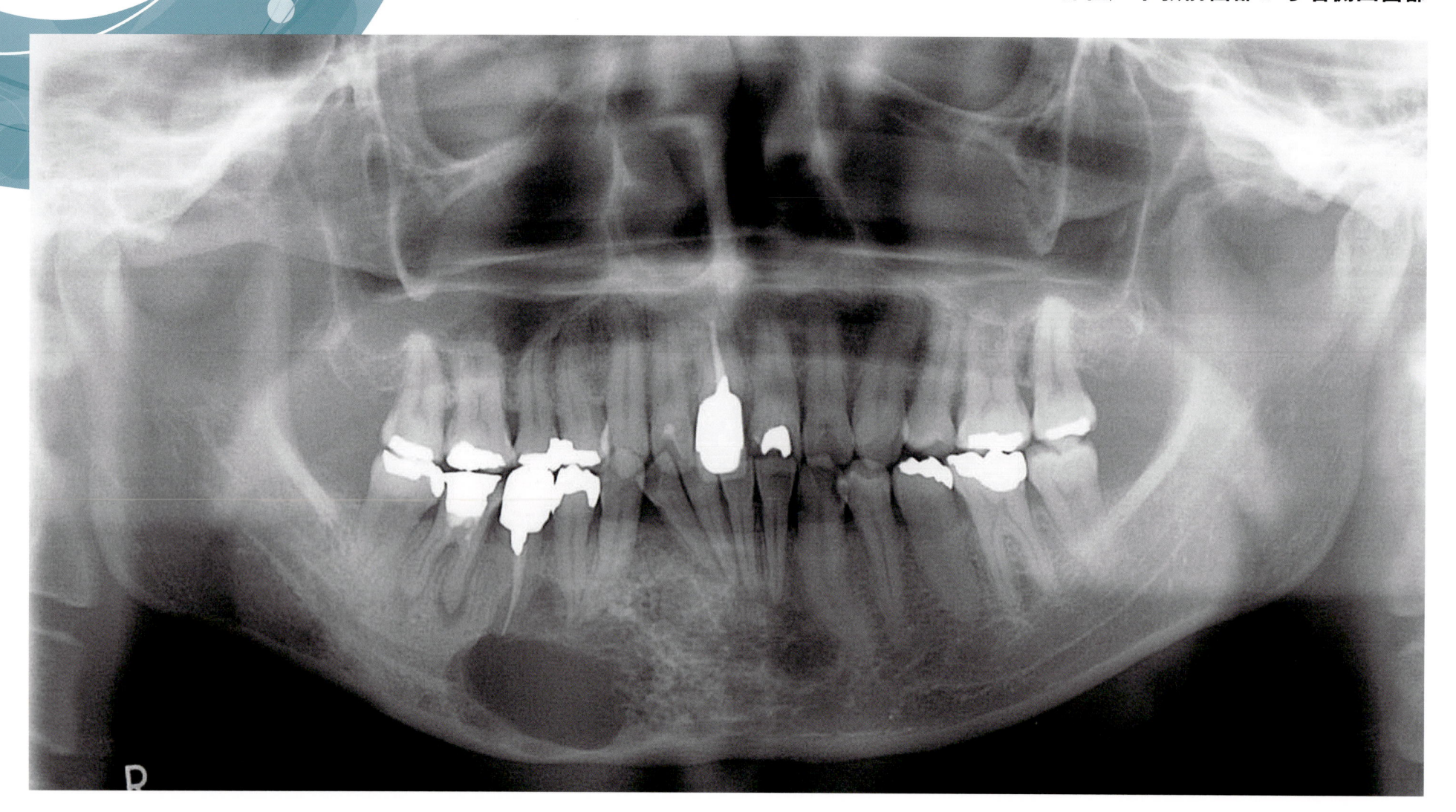

詳細は P.58 へ

悪性 or NOT? #12

年齢／50歳
性別／女性
部位／下顎左側臼歯部

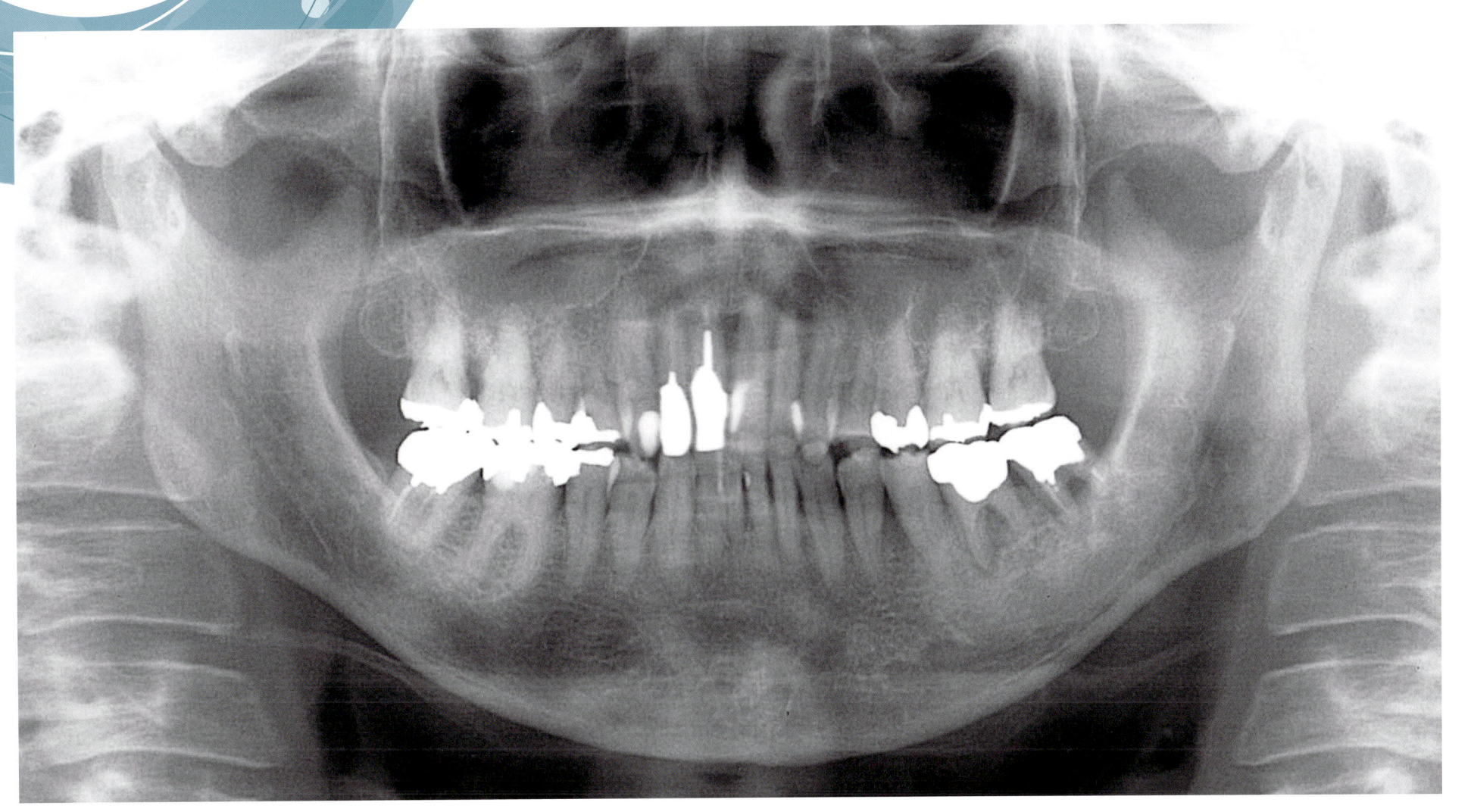

詳細は P.60 へ

鑑別診断 パノラマX線写真 ——悪性腫瘍を見逃さないために

悪性 or NOT? #13

年齢／43歳
性別／男性
部位／下顎右側大臼歯部

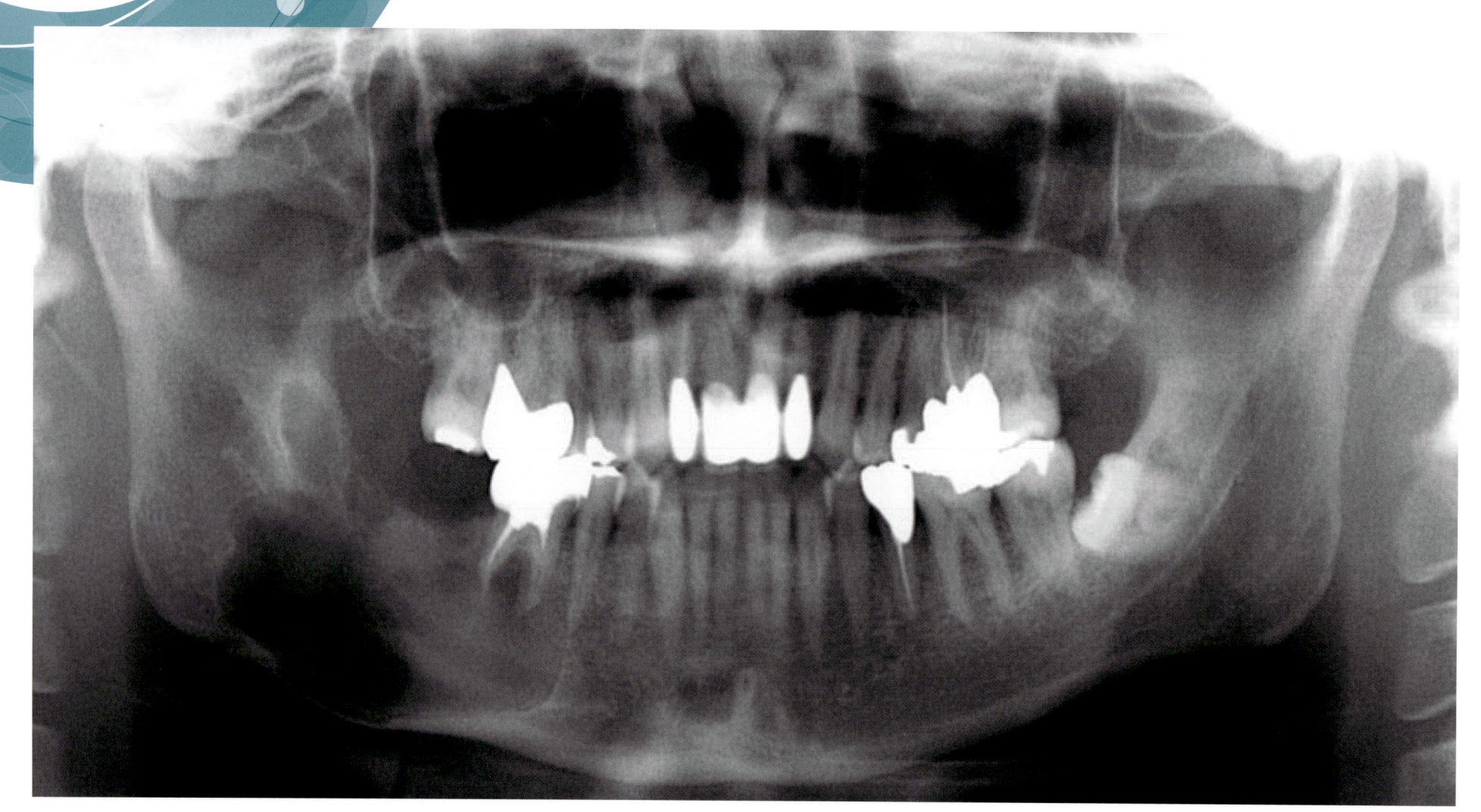

詳細は P.62 へ

悪性 or NOT? #14

年齢／90歳
性別／男性
部位／下顎右側大臼歯部

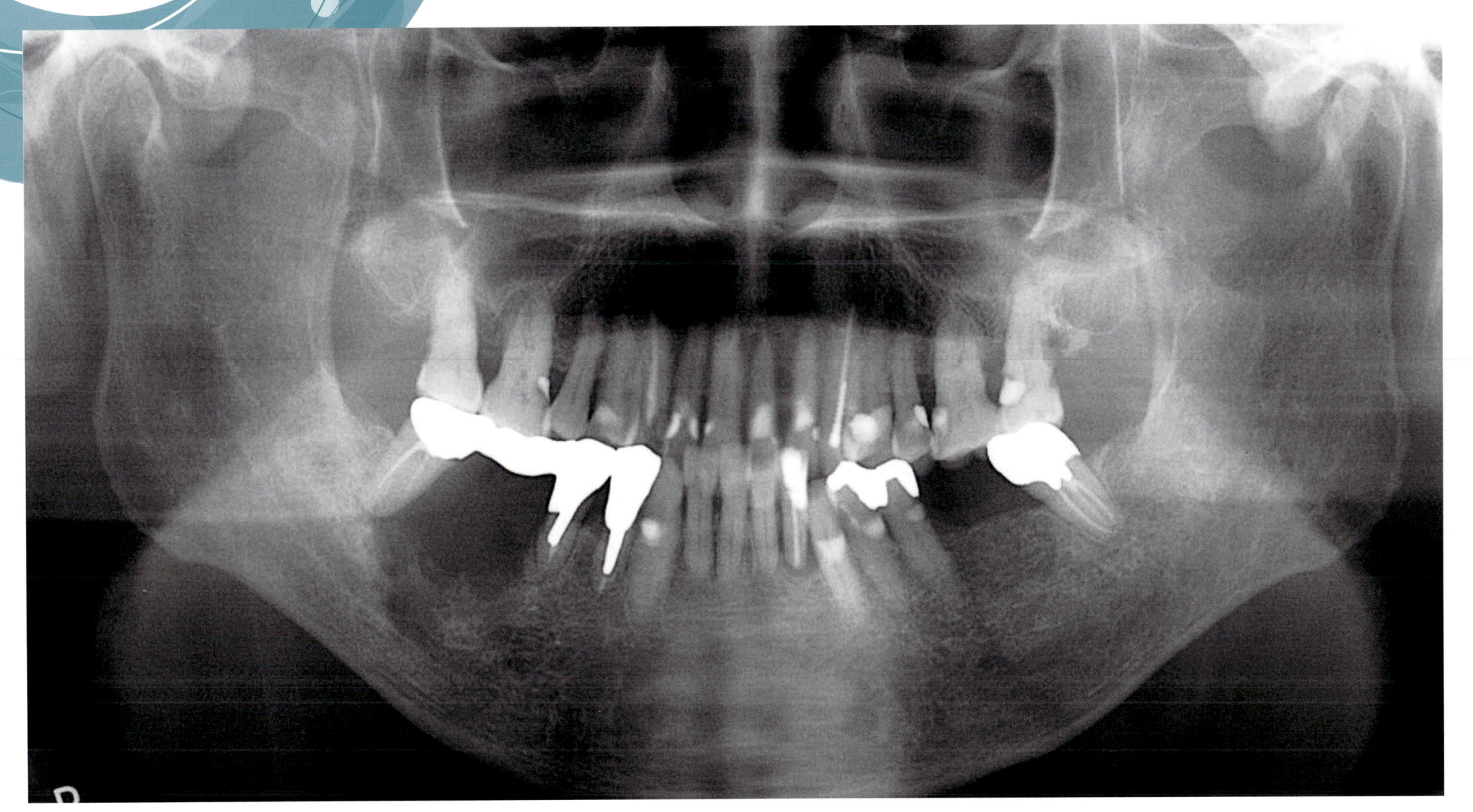

詳細は P.64 へ

悪性 or NOT? #15

年齢／62歳
性別／女性
部位／下顎右側臼歯部

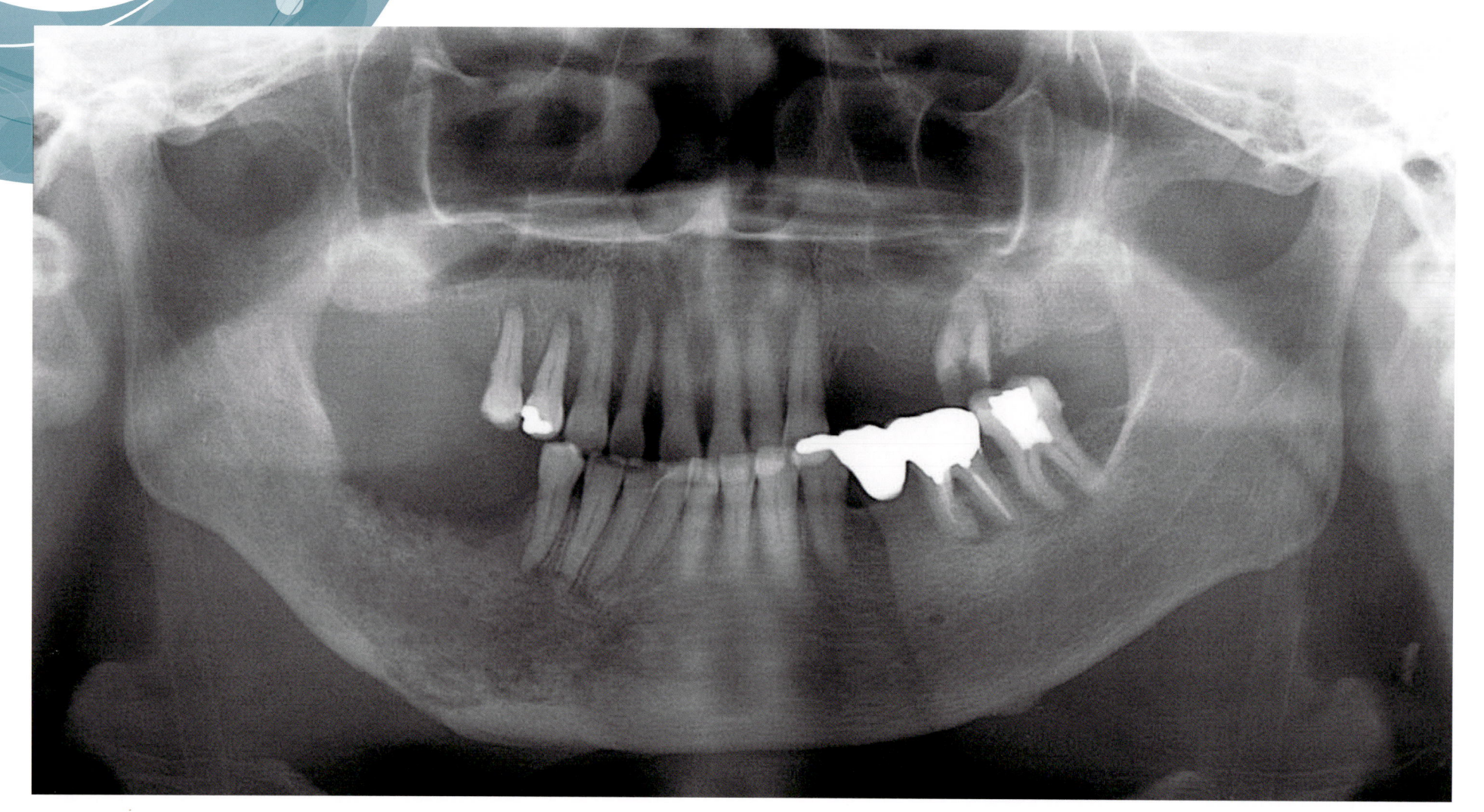

詳細はP.66へ

22　鑑別診断 パノラマX線写真 ──悪性腫瘍を見逃さないために

悪性 or NOT? #16

年齢／40歳
性別／男性
部位／上顎前歯部から右側小臼歯部

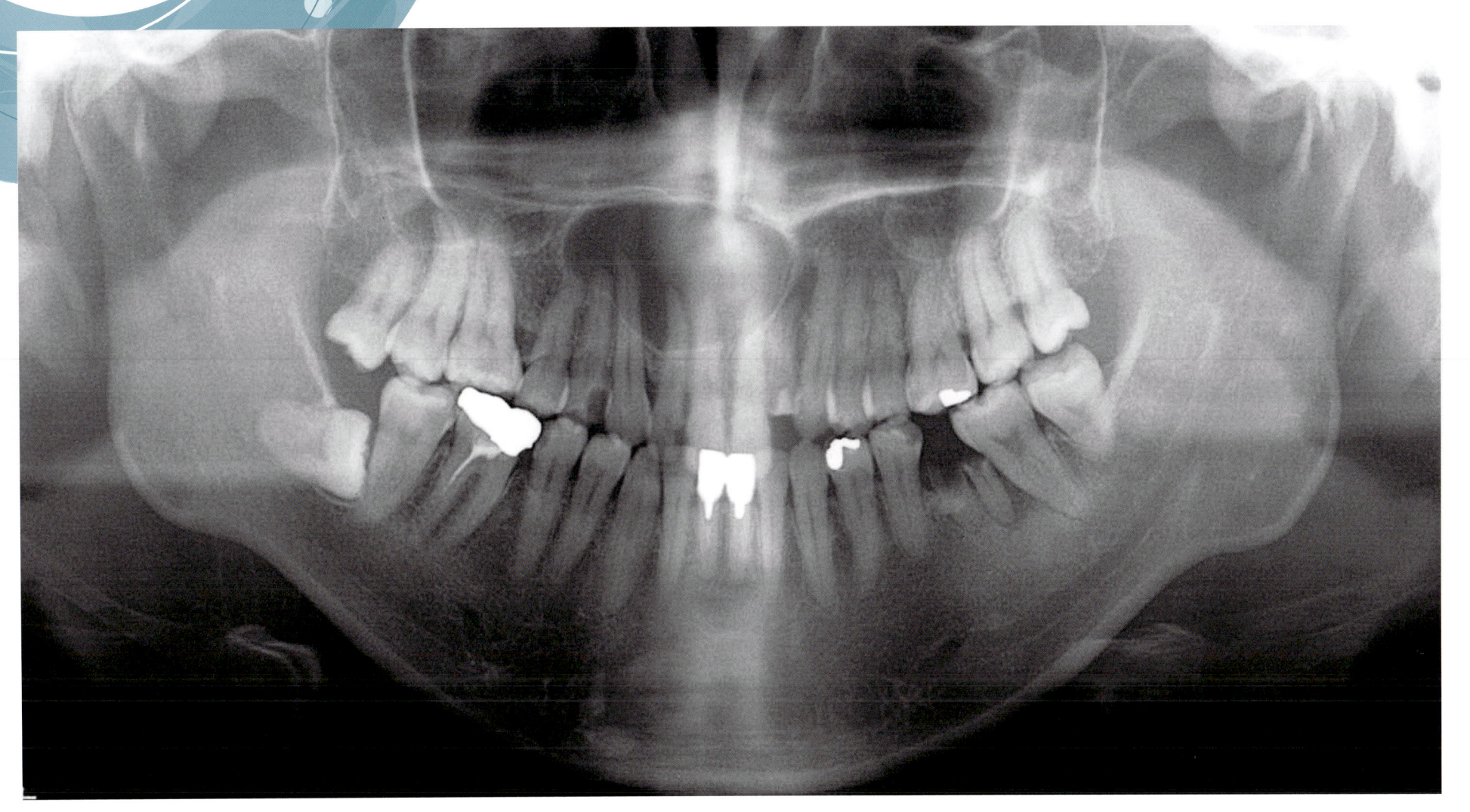

詳細は P.68 へ

鑑別診断 パノラマX線写真 ──悪性腫瘍を見逃さないために 23

悪性 or NOT? #17

年齢／14歳
性別／女子
部位／上顎前歯部から右側小臼歯部

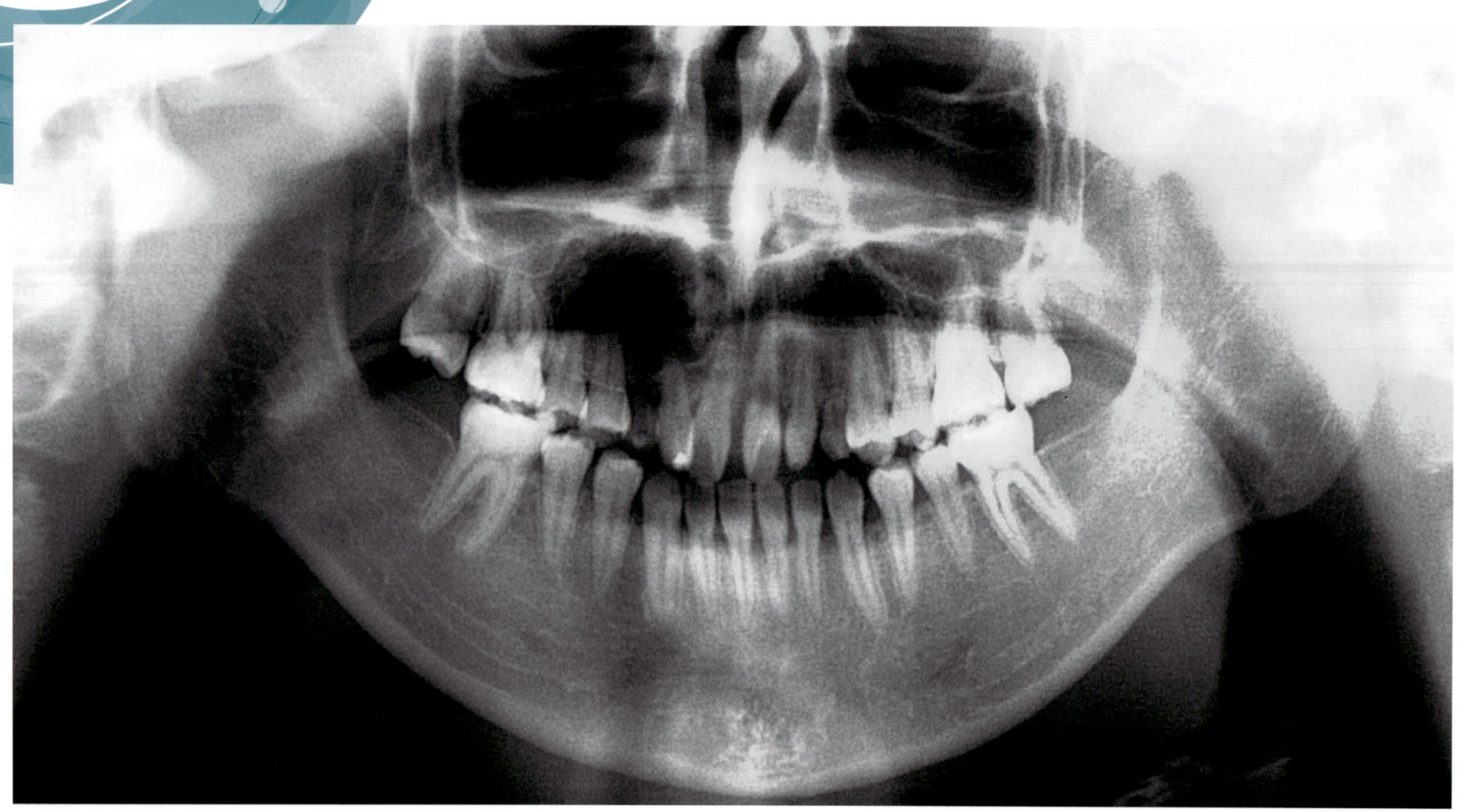

詳細は P.70 へ

鑑別診断 パノラマX線写真 ──悪性腫瘍を見逃さないために

悪性 or NOT? #18

年齢／62歳
性別／男性
部位／下顎右側小臼歯から犬歯部

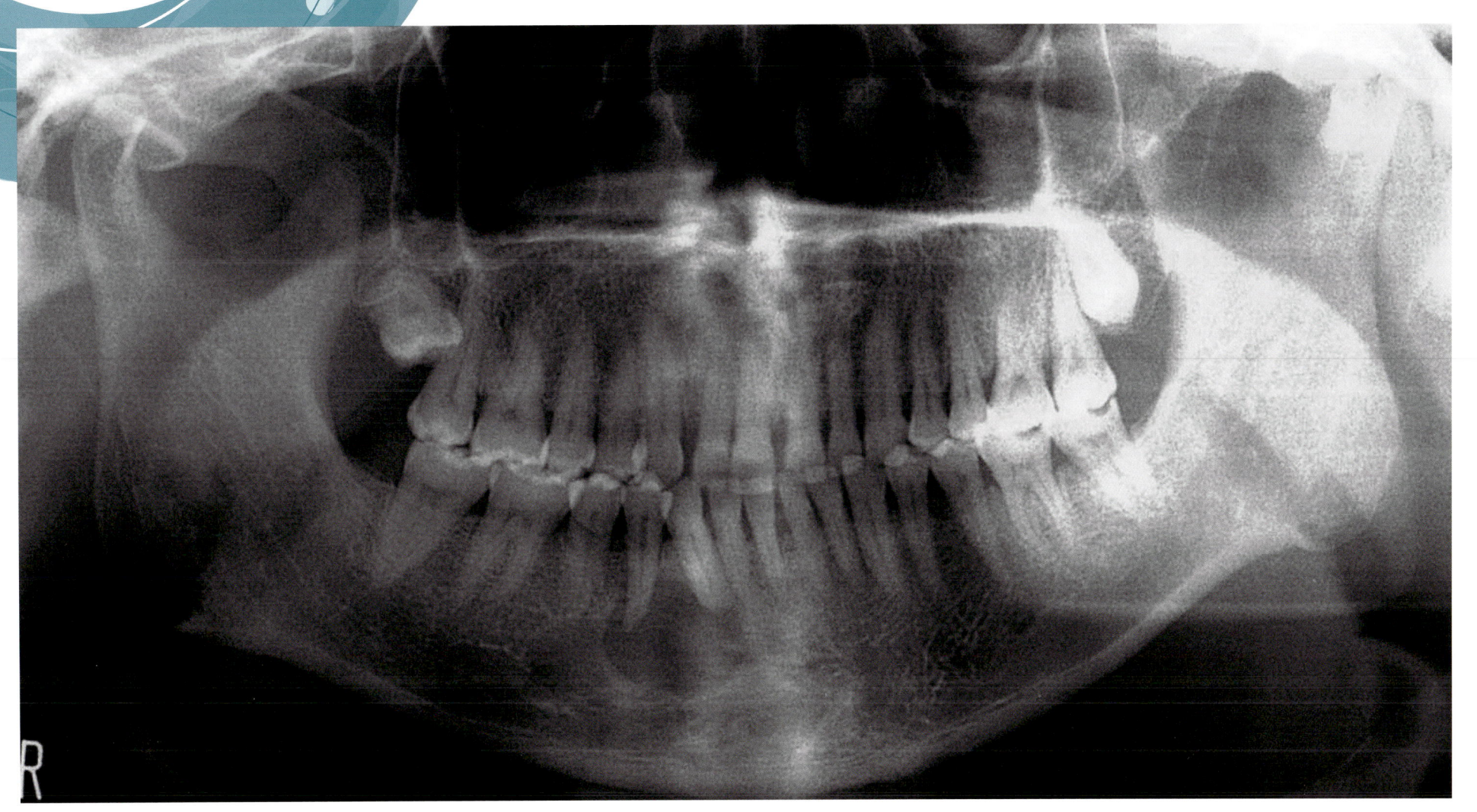

詳細は P.72 へ

鑑別診断 パノラマX線写真 ——悪性腫瘍を見逃さないために

悪性 or NOT? #19

年齢／25歳
性別／女性
部位／上顎前歯部から左側大臼歯部

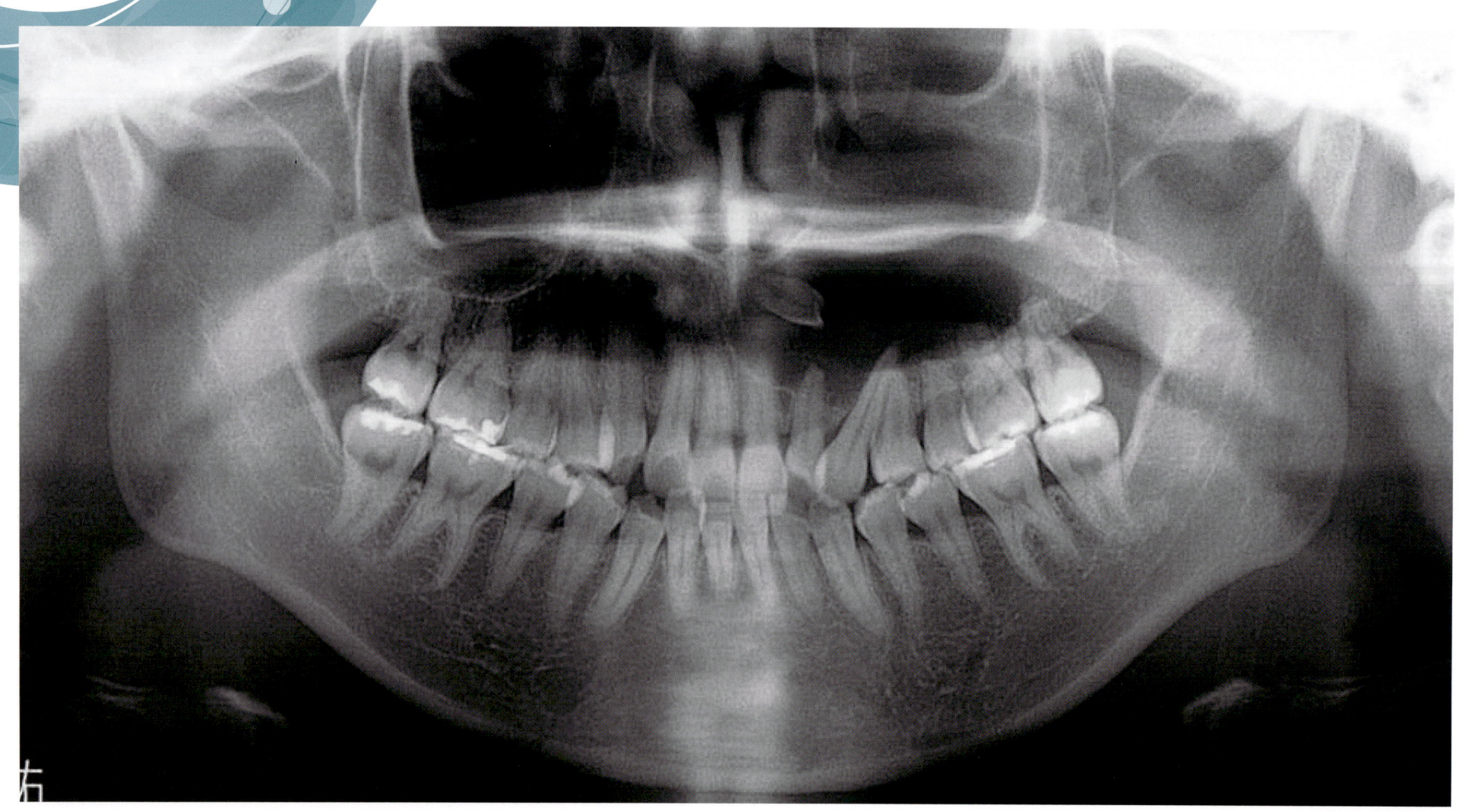

詳細は P.74 へ

悪性 or NOT? #20

年齢／41歳
性別／男性
部位／上顎右側臼歯部

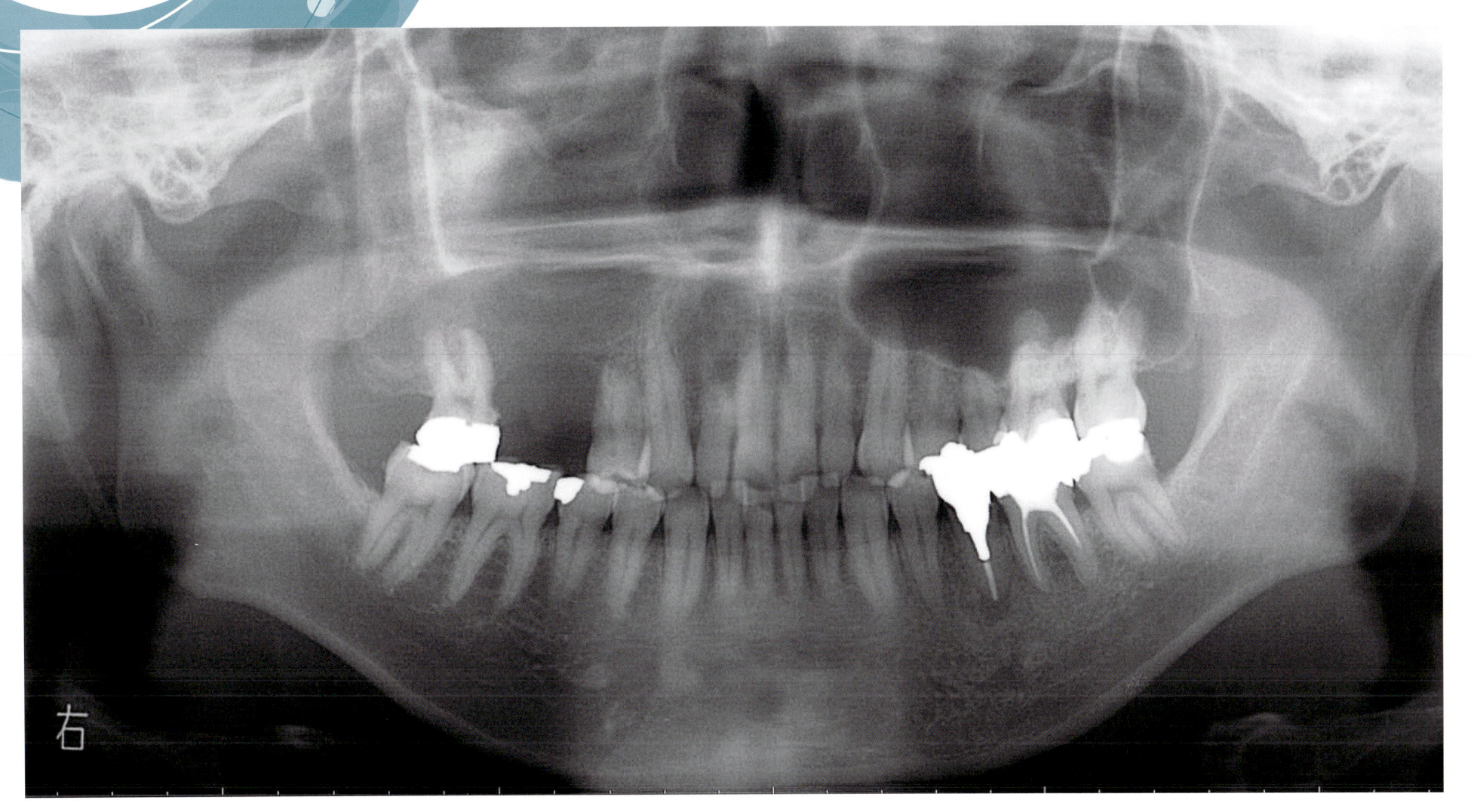

詳細は P.76 へ

鑑別診断 パノラマX線写真 ──悪性腫瘍を見逃さないために

悪性 or NOT? #21

年齢／73歳
性別／男性
部位／上顎左側臼歯部

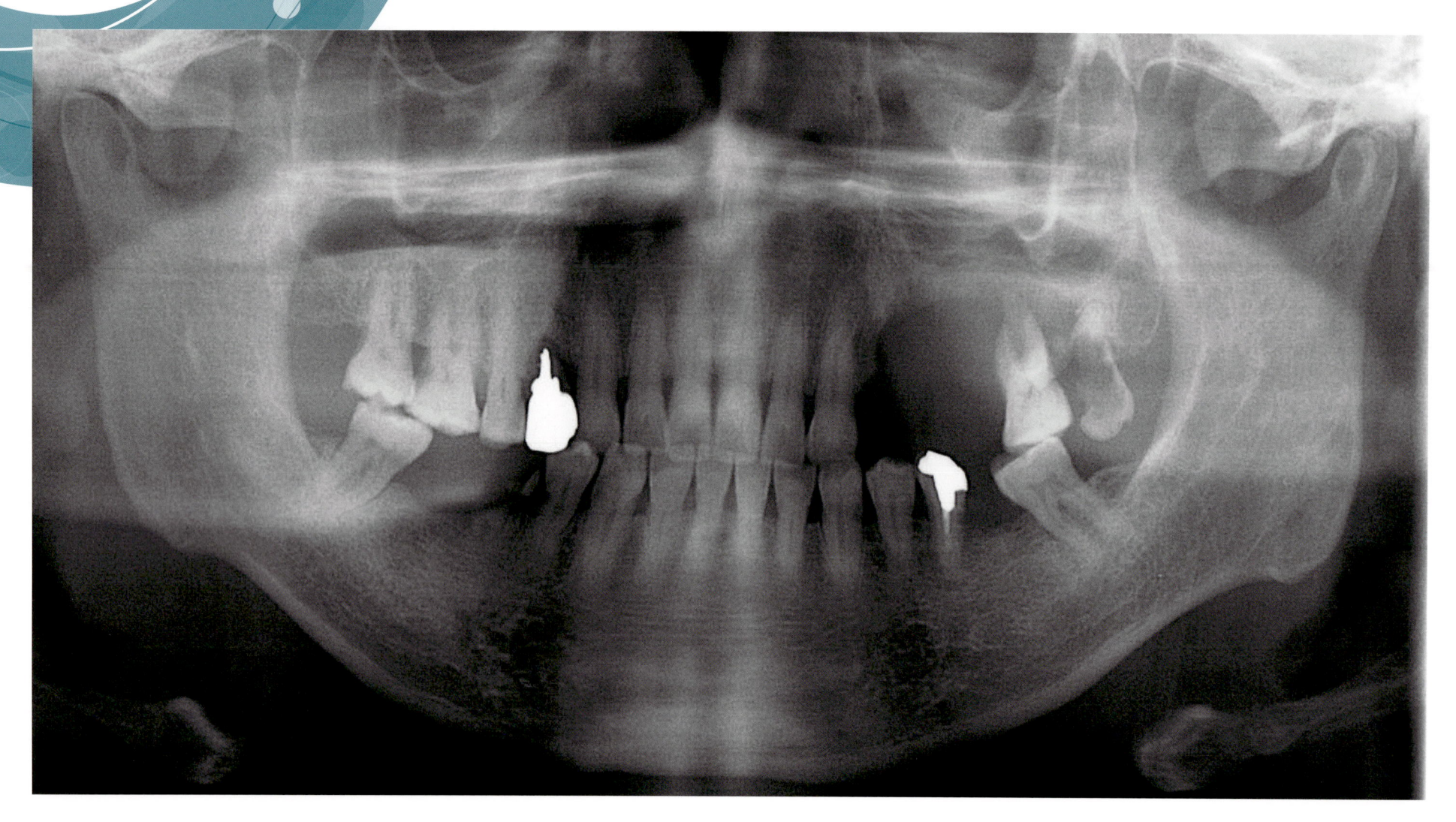

詳細はP.78へ

悪性 or NOT? #22

年齢／55歳
性別／男性
部位／下顎左側犬歯部から臼歯部

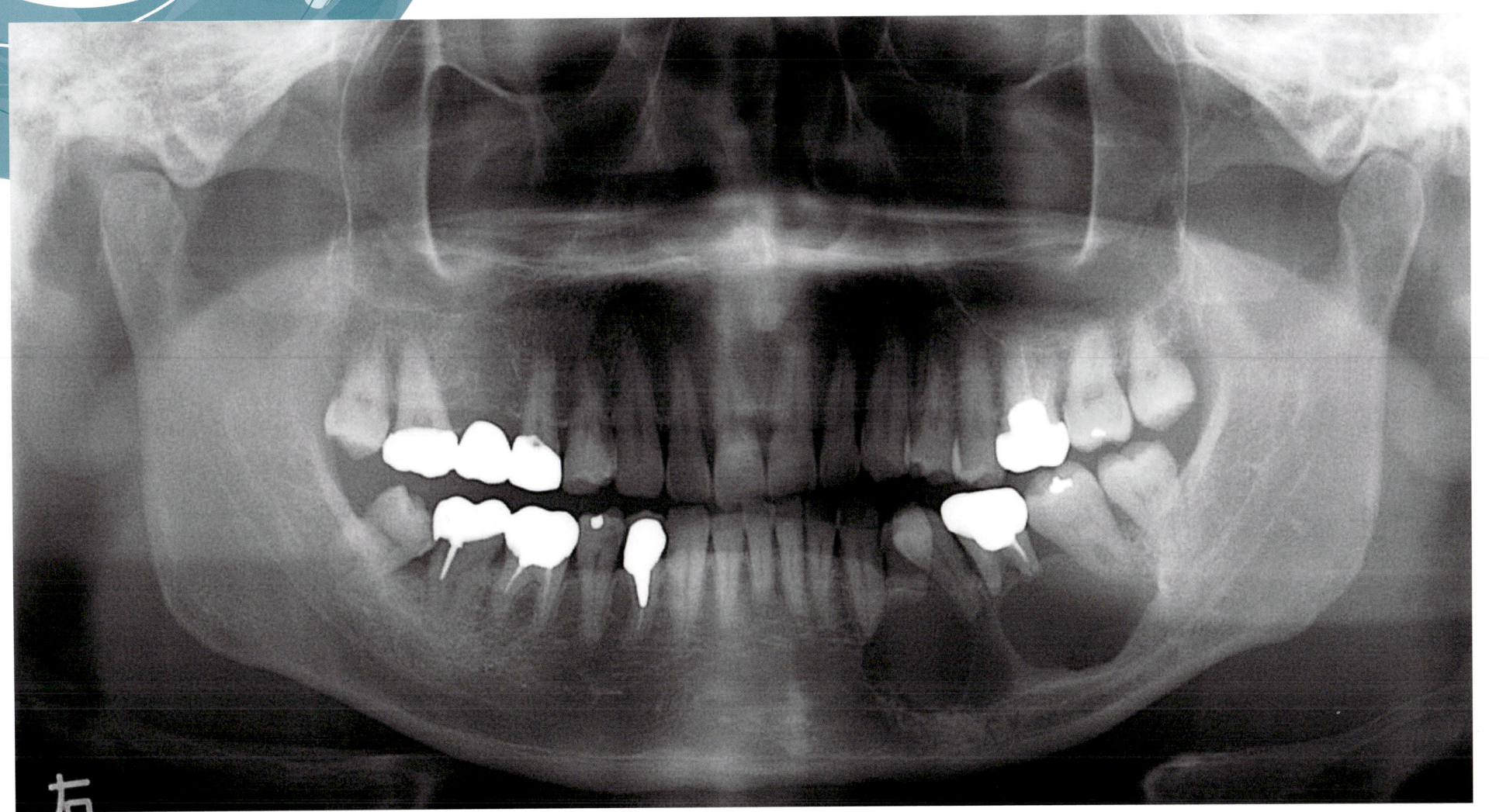

詳細はP.80へ

悪性 or NOT? #23

年齢／64歳
性別／男性
部位／下顎右側臼歯部

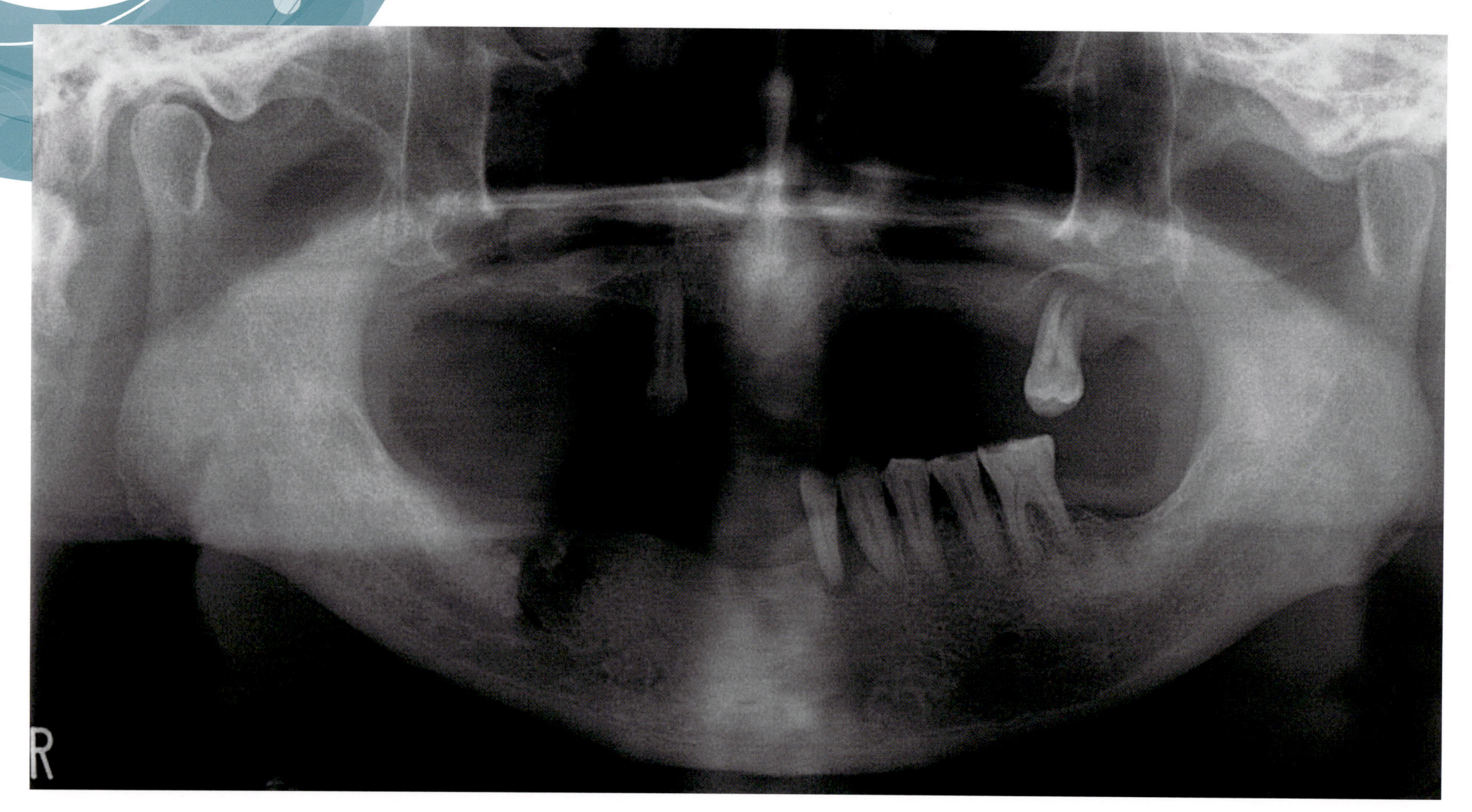

詳細は P.82 へ

悪性 or NOT? #24

年齢／75歳
性別／男性
部位／下顎左側臼歯部

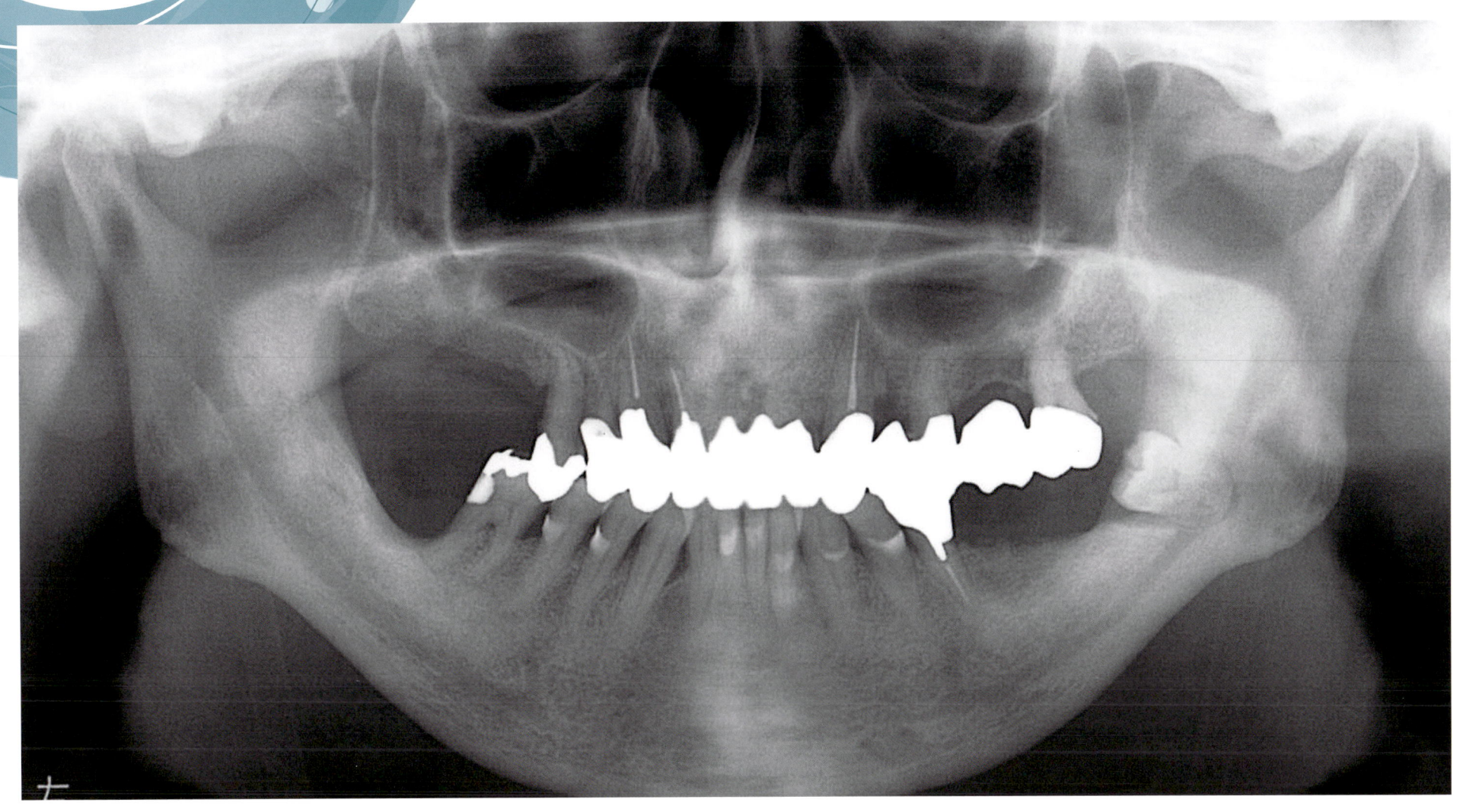

詳細は P.83 へ

鑑別診断 パノラマX線写真 ——悪性腫瘍を見逃さないために

悪性 or NOT? #25

年齢／37歳
性別／女性
部位／下顎左側臼歯部

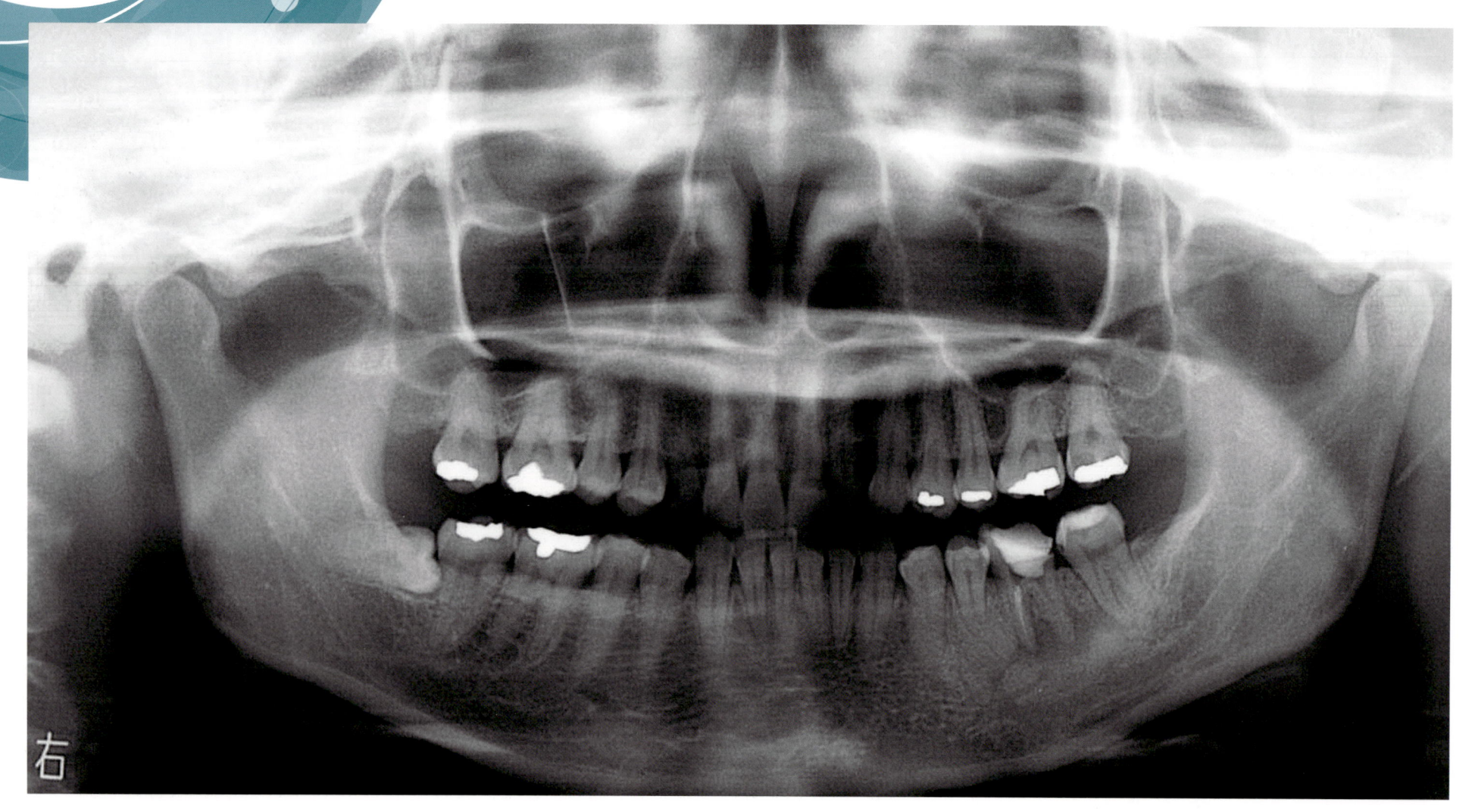

詳細はP.84へ

悪性 or NOT? #26

年齢／34歳
性別／男性
部位／下顎左側臼歯部

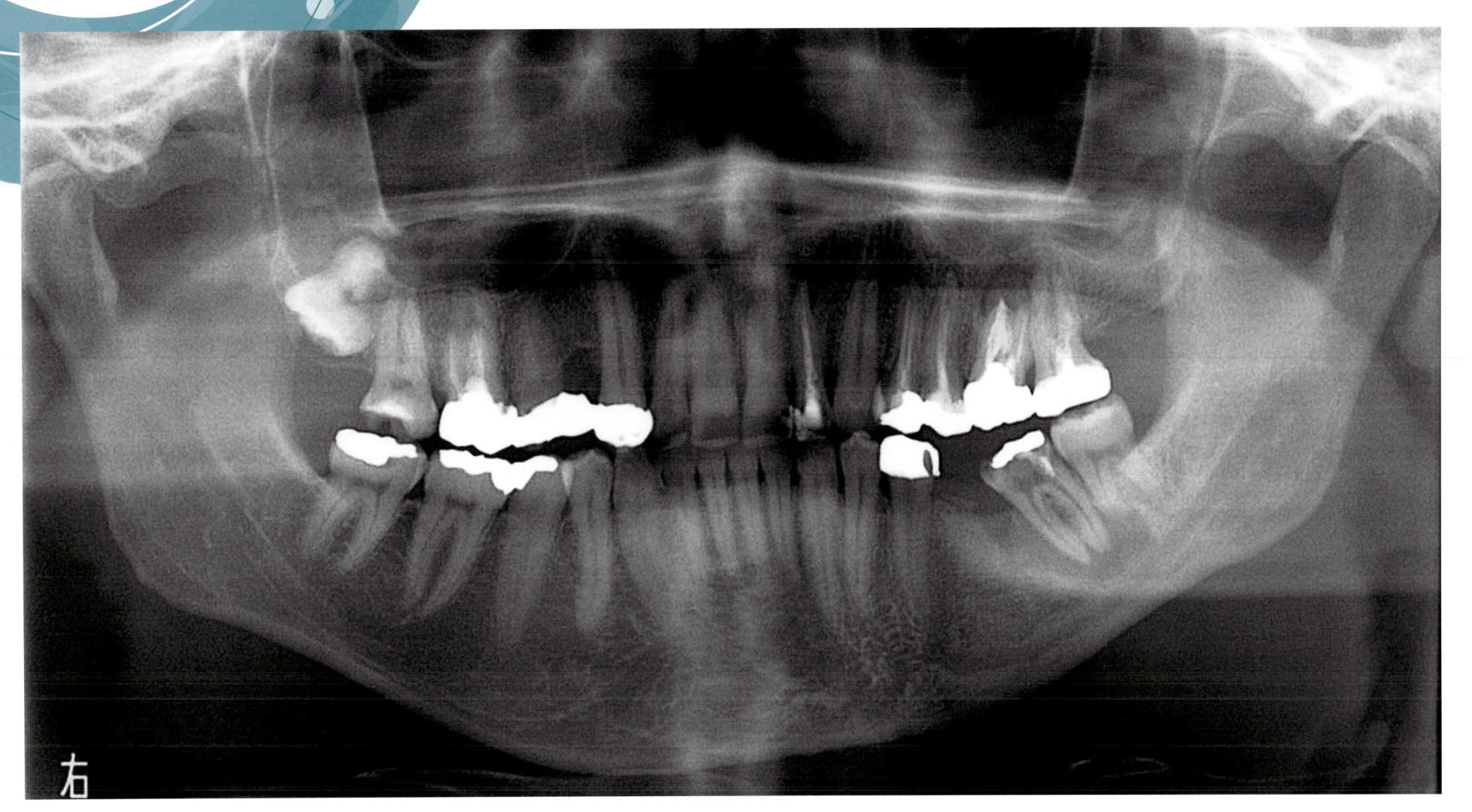

詳細は P.86 へ

鑑別診断 パノラマX線写真 ——悪性腫瘍を見逃さないために

悪性 or NOT? #27

年齢／71歳
性別／女性
部位／上顎左側臼歯部から上顎洞

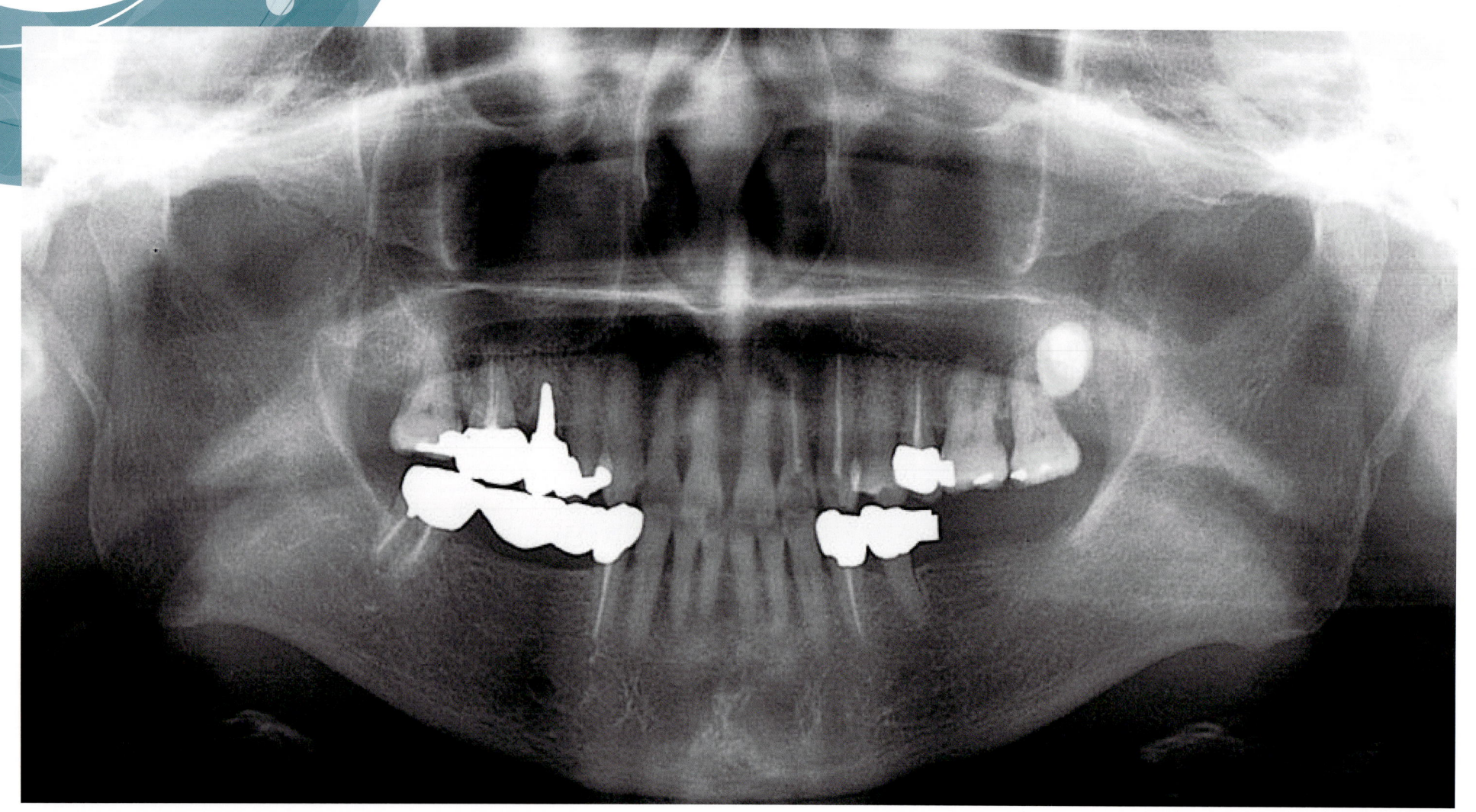

詳細は P.88 へ

悪性 or NOT? #28

年齢／49歳
性別／男性
部位／下顎左側臼歯部

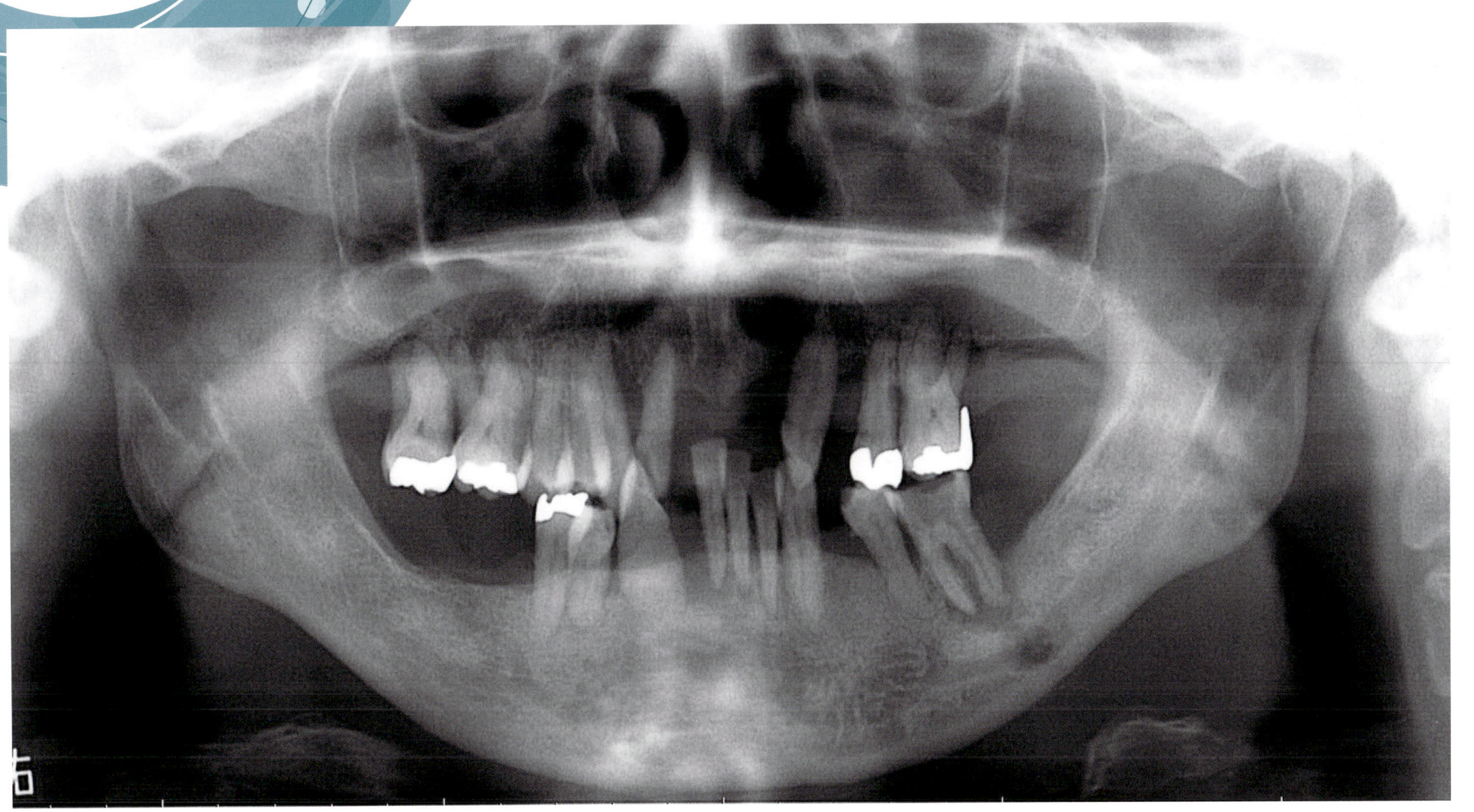

詳細は P.90 へ

鑑別診断 パノラマX線写真 ——悪性腫瘍を見逃さないために

悪性 or NOT? #29

年齢／80歳
性別／女性
部位／下顎左側前歯部から臼歯部

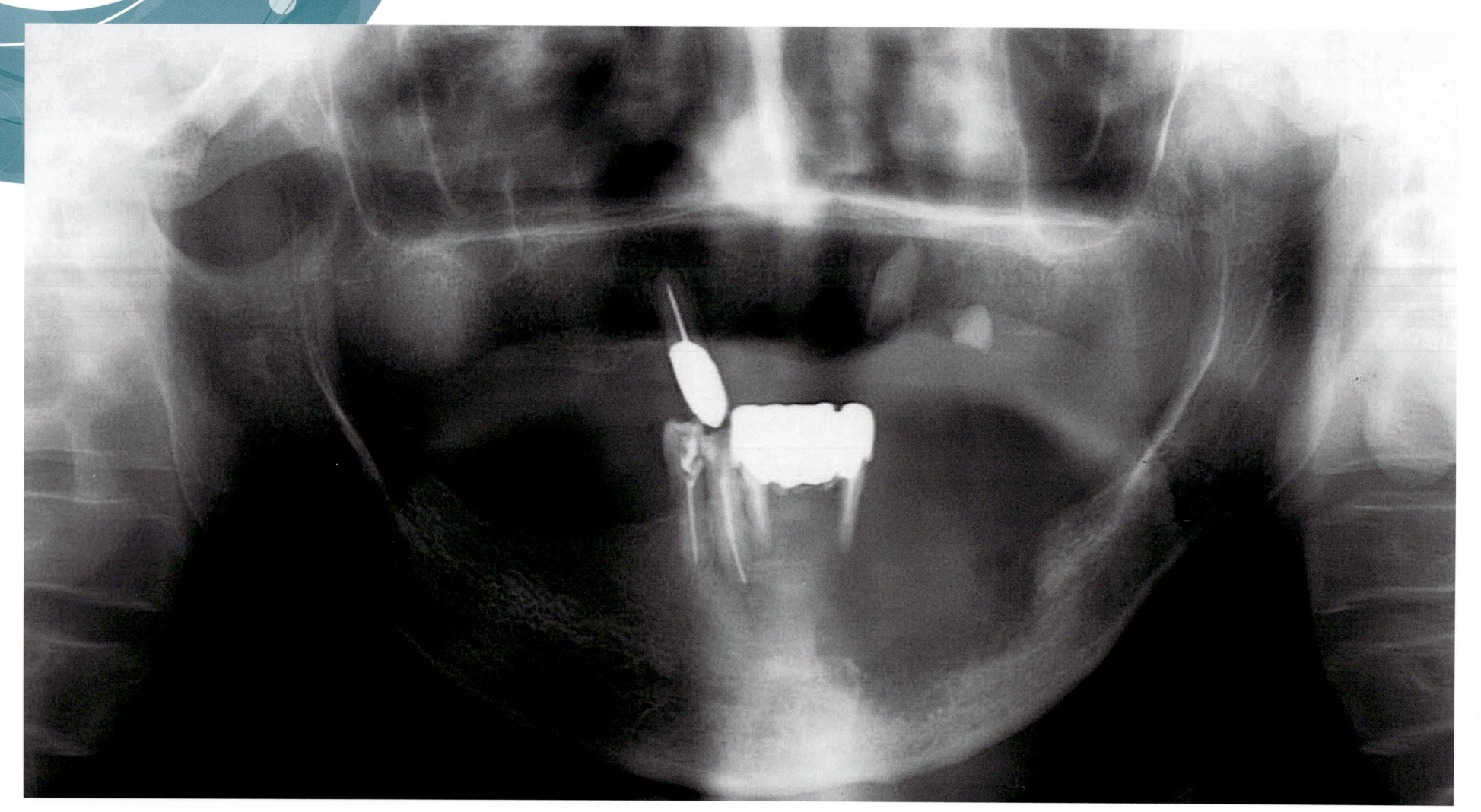

詳細はP.92へ

36　鑑別診断 パノラマX線写真 ──悪性腫瘍を見逃さないために

鑑別診断

#01は悪性 ⋯⋯> 扁平上皮癌

■64歳　男性

パノラマX線画像所見：病変部は下顎左側大臼歯部である（図❶）。

軽度の波状の透過性病変を認め、6部では根分岐部まで吸収を示す。7 8は欠損し、歯槽頂から船底状、圧迫状形態を示し、吸収の進行を認める。病変部を注意深く観察すると、歯槽頂辺縁は不整である。

慢性歯周炎の場合、歯の欠損部顎堤において歯槽頂部皮質骨の消失、吸収の進行は起こり得ない。また良性腫瘍や炎症は、歯槽頂から徐々に吸収が進行することは稀である。

CT画像所見：

- 軸位断像（硬組織表示、図❷）および三次元画像（3D画像、図❸a、b）；下顎左側大臼歯部舌側皮質骨の破壊を認める。三次元画像で、頬側皮質骨は存在するので、頬側から舌側の骨破壊は確認できない。
- 歯列近遠心断像（図❹）；6遠心根の根尖近傍まで骨吸収を認め、7 8相当部の歯槽頂辺縁は辺縁不整の陥凹形態の吸収像を認める。
- 歯列頬舌断像（図❺）；歯槽頂から穿窟性の境界不明瞭な骨破壊像を認める。

これらの所見から悪性腫瘍を疑い、症例は扁平上皮癌であった。

その他の参考所見として、肉眼的には下顎左側臼歯部歯肉に潰瘍形成を認め、診断に注意を要する。

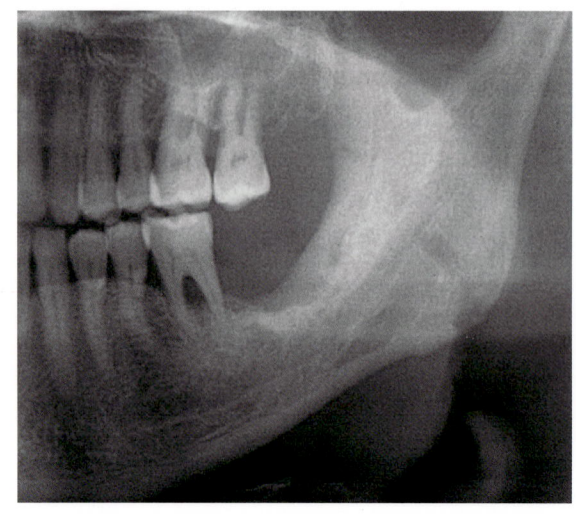

図❶　下顎左側大臼歯部歯槽頂部は辺縁不整、境界不明瞭な吸収像を示す

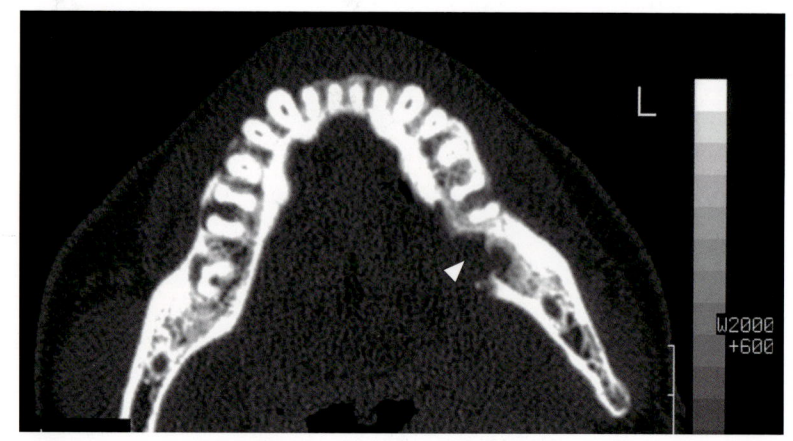

図❷　軸位断像（硬組織表示）：6舌側皮質骨は消失し（矢尻）、辺縁は不整である

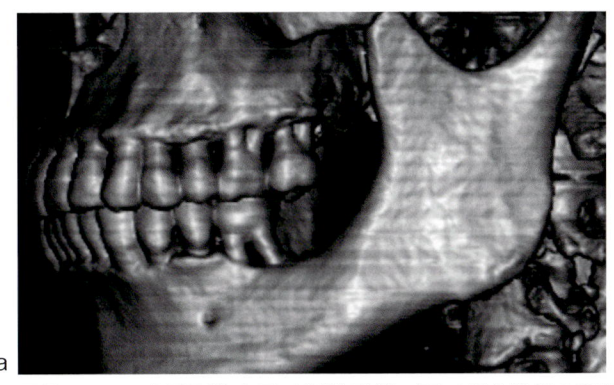

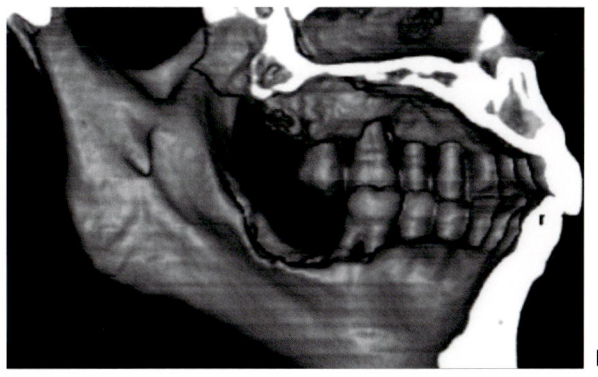

図❸　a：三次元画像表示（頬側面観）。6̲で根分岐部の露出を認めるが、歯槽頂部は平滑である
　　　b：三次元画像表示（舌側面観）。歯槽頂部形態が不整で舌側部での吸収が著明である

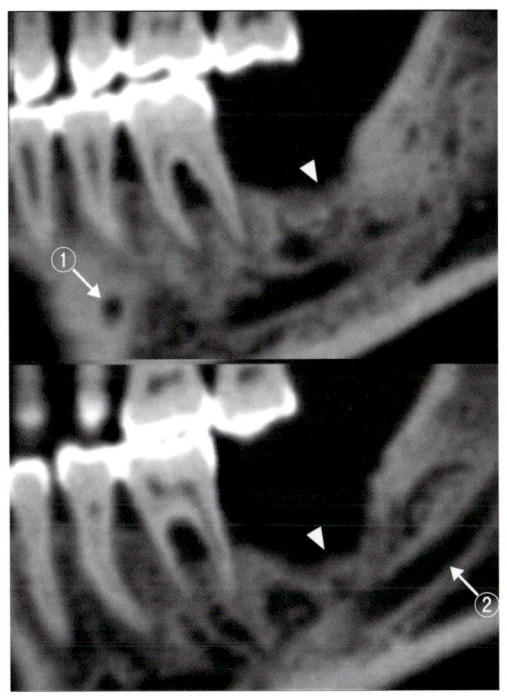

図❺　歯列頬舌断像：歯槽頂部から境界不明瞭な低密度像（矢尻）を認めるが、下顎管壁には達していない
②下顎管

図❹　歯列近遠心断像（矢状断）：欠損部歯槽骨吸収は辺縁不整である（矢尻）
①オトガイ孔　②下顎管

鑑別診断 パノラマX線写真 ──悪性腫瘍を見逃さないために　41

#02は 悪性ではない ……▶ 鼻口蓋管嚢胞

■ 18歳　男性

パノラマX線画像所見：病変部は上顎前歯部である（図❶）。

　2┼2の歯根と重複し、境界明瞭な類円形透過像を認める。病変の上方は鼻腔底に達する。病変に含まれる歯に失活を疑う所見はない。

　1|の歯頸部やや上方に過剰歯が埋伏する。過剰歯の歯根は正中部に、尖頭は|2の歯根遠心部に位置し水平埋伏である。病変は過剰歯の歯根と重複する。

咬合法画像所見：上顎正中部（上顎切歯の根尖周囲から口蓋部）に境界明瞭・類円形透過性病変を認める（図❷）。鼻口蓋管嚢胞は鼻腔壁と重複した場合に、ハート形透過像となるが、一般的には円形のX線透過像を示す。

CT画像所見：
- 軸位断像（硬組織表示、図❸）；切歯管の顕著な拡大を示し、同部皮質骨の菲薄化を認める。
- 歯列頬舌断像（図❹）；切歯管の頬舌（前後）方向への拡大と歯槽突起の頬舌的膨隆を認める。上顎切歯部の歯槽突起は低密度像（黒）を示し、消失している。

　＊

　埋伏歯を伴う疾患として鑑別を要するのは、含歯性嚢胞であるが、本症例では埋伏過剰歯の歯冠は含まないので除外できる。また、歯根嚢胞も鑑別診断としてあげられるが、病変に含まれる歯が生活歯と考えられるので、これも除外できる。鼻口蓋管嚢胞の典型的な症例である。

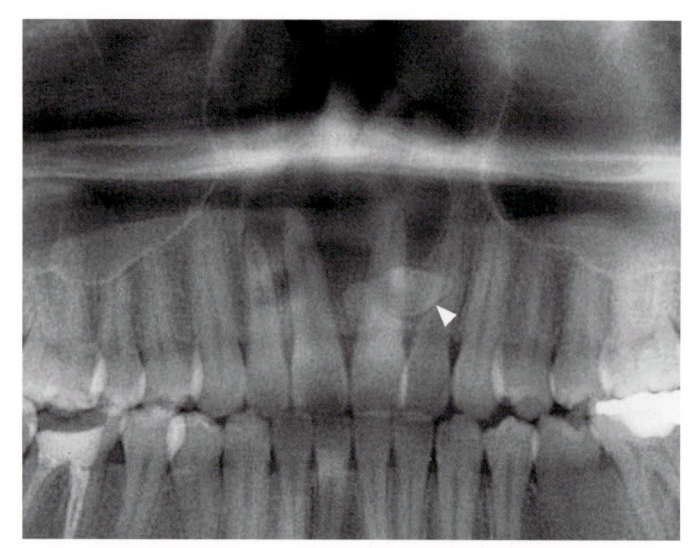

図❶　う蝕や歯周病のない2┼2根尖部に重複する単胞性の透過像、下方に過剰埋伏歯（矢尻）を認める

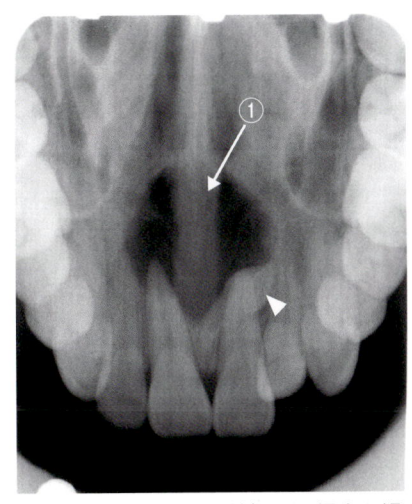

図❷　咬合法（二等分法）：1|1根尖と過剰埋伏歯（矢尻）の一部を含む、単胞性の透過像、中心に鼻中隔（①）の不透過像を認める。切歯管側壁は消失している

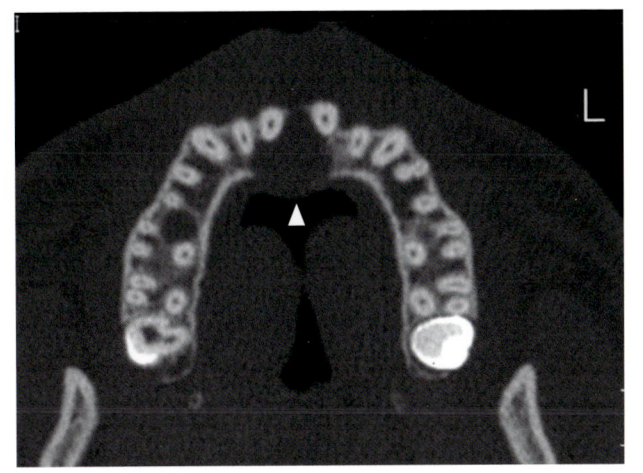

図❸　軸位断像（硬組織表示）：1|1歯根離開と唇側皮質骨の菲薄化、口蓋側歯槽突起皮質骨の膨隆と菲薄化を伴い、切歯管相当部の拡大（低密度像）を認める（矢尻）

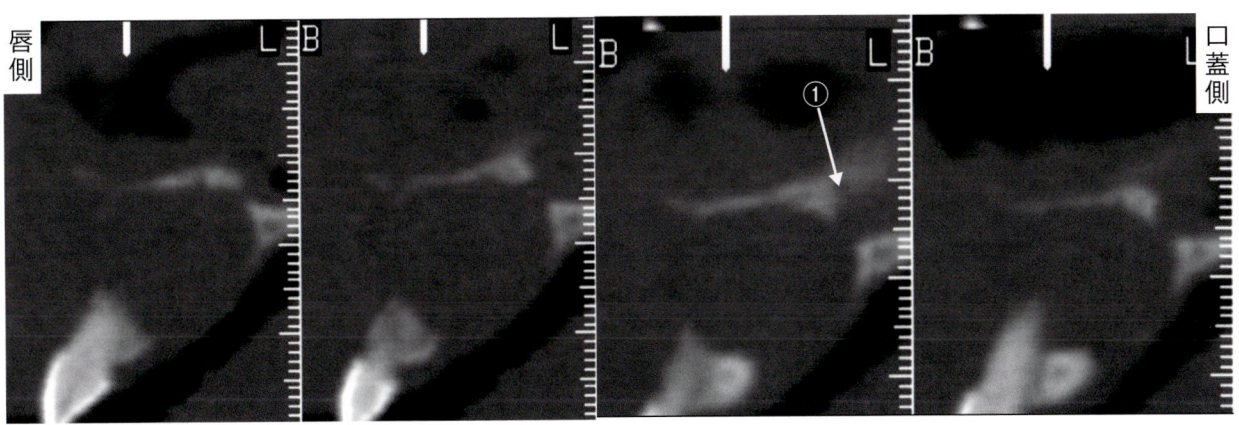

図❹　歯列頬舌断像（矢状断）：唇側歯槽突起皮質骨消失、口蓋側皮質骨の膨隆と菲薄化、鼻腔側の切歯孔（①）に連続する低密度像を認める

#03 は 悪性 ·····> 扁平上皮癌

■ 70歳　女性

パノラマX線画像所見：病変部は上顎右側臼歯部である（図❶）。

⑦6⑤|Brが除去されている。5|相当部歯槽頂皮質骨に不整な骨吸収を認める。6 5|部の上顎洞下壁（底）は、左側と比較すると不明瞭で不整な像を呈する。

上顎洞下壁の破壊を疑う所見であり、悪性腫瘍を考えたが、著明な所見ではなかったため、判断に迷った症例である。

CT画像所見：

■ 軸位断像（硬組織表示、図❷）：右側上顎洞底部付近の軸位断像で、上顎骨歯槽突起の明らかな破壊は確認できない。骨破壊は著明ではなく、診断が困難な症例である。

*

口腔内所見として、上顎右側臼歯部歯肉に潰瘍を認め、病理診断は扁平上皮癌であった。

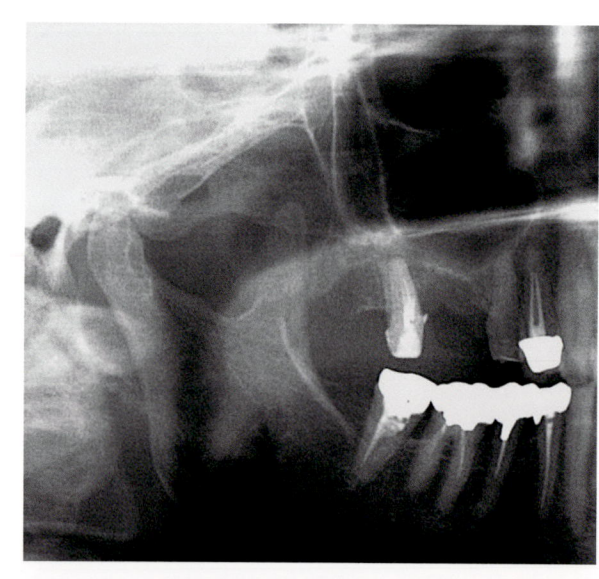

図❶　上顎右側大臼歯部歯槽突起は境界不明瞭な透過像を示し、右側上顎洞下壁は一部不明瞭である

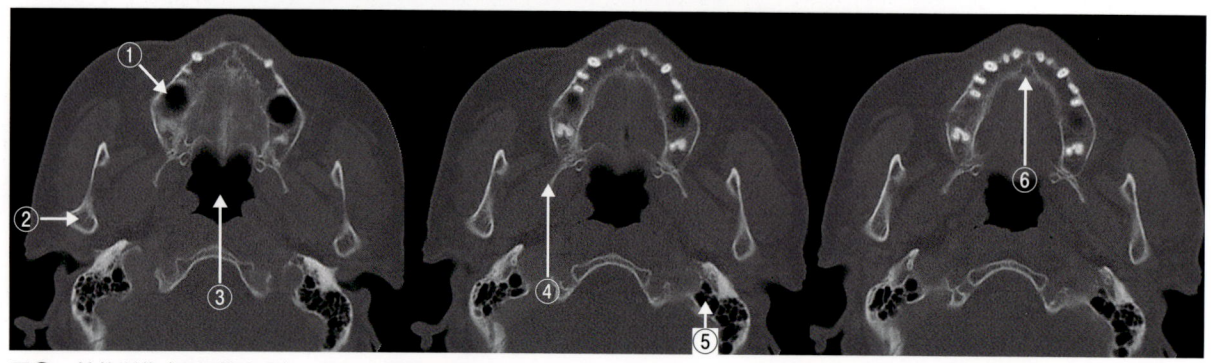

図❷　軸位断像（硬組織表示）：両側上顎骨歯槽突起に明らかな差はなく、また明らかな骨破壊も確認困難である
①上顎洞　②下顎頭　③口咽頭腔　④蝶形骨翼状突起外側板　⑤乳突蜂巣　⑥切歯管

#04 は悪性ではない ……> 粘液貯留囊胞

■44歳　男性

パノラマX線画像所見：病変部は左側上顎洞である（図❶）。

　左側上顎洞内に境界明瞭、ドーム状の境界明瞭、内部均一な不透過像を認める。上顎洞下壁の挙上や病変の辺縁に骨壁があれば、歯が原因の病変、歯根囊胞などを疑うが、そのような所見はなく、上顎洞内固有の病変と考える。

CT画像所見：

- **矢状断像（図❷）**；病変に骨壁様の高密度像（白線）を認めず、歯との関連性はない。
- **前頭断像（図❸）**；左側上顎洞内にドーム状に盛り上がる低密度像を認める。自然孔は交通し、症状がない可能性が高い。

＊

　この症例は、上顎洞内粘液貯留囊胞の典型例である。臨床で出会う頻度の高い耳鼻科的疾患で、一般的には無症状のことが多く、風邪などを引いた際に増大し、自覚症状があれば耳鼻科に紹介する。

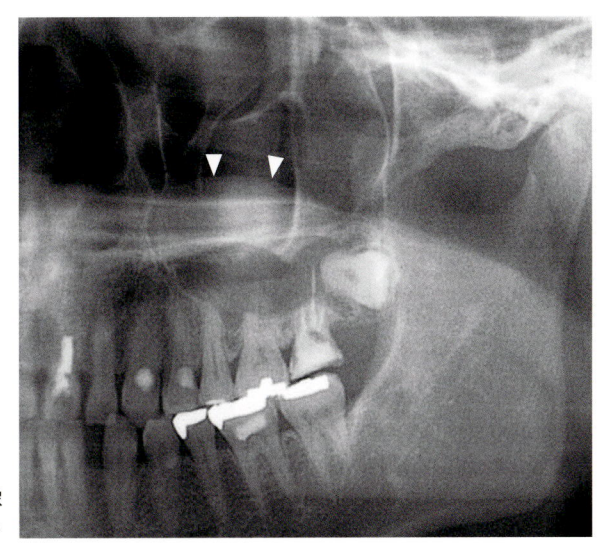

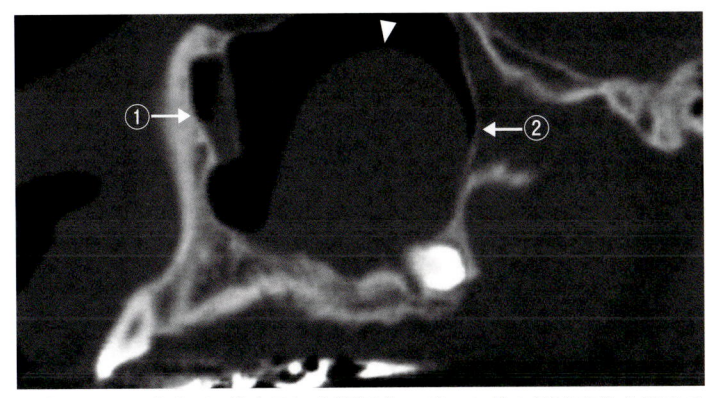

図❶　左側上顎洞内にドーム状の不透過像を認める（矢尻）が、上顎洞壁の消失はない

図❷　矢状断像（硬組織表示）：上顎洞内にドーム状の低密度像を認める（矢尻）。病変辺縁部に骨様構造はない　①上顎洞前壁　②上顎洞後壁

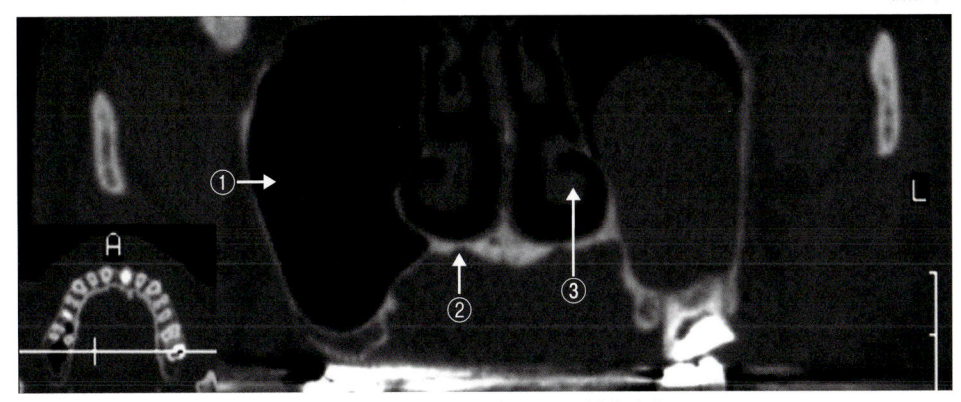

図❸　前頭断像（硬組織表示）：左側上顎洞内に内部均一な低密度像を認める
①正常な上顎洞は空気が存在し、低密度像を示す　②鼻腔底（硬口蓋）　③下鼻甲介

#05 は 悪性 ……▶ 扁平上皮癌

■64歳　男性

パノラマX線画像所見：病変部は上顎右側臼歯部である（図❶）。

 8 7|相当部歯槽突起に辺縁不整・境界不明瞭な骨破壊像を認め、同部直上の上顎洞下壁は消失している。上顎骨の疾患で口腔粘膜原発の歯肉癌による歯槽突起破壊は、口腔内でも潰瘍形成を示すため比較的容易に診断できる。しかし、上顎洞内から波及して、歯槽突起を破壊する場合があり、パノラマX線像で上顎洞下壁、後壁の破壊像は画像診断上の重要なポイントである。

CT画像所見：

- 軸位断像（硬組織表示、図❷）；上顎右側大臼歯部歯槽突起、右側上顎結節の破壊を認める。ただし、左側でも|6 周囲の吸収像を認める。
- 前頭断像（図❸）；上顎右側大臼歯部の歯槽突起は破壊され、上顎洞下壁は完全に消失している。上顎骨の炎症で上顎洞壁が完全に消失することは稀であるため、悪性腫瘍が疑われる。

MR画像所見：軸位断像のT1強調像（図❹）において上顎右側大臼歯部歯槽突起が筋肉と同程度の信号強度を示し、軸位断像の造影T1強調像（図❺）で病変は、歯槽突起から連続し、右側口蓋部に境界不明瞭な高信号（白）を示す。

MRIは軟組織および骨髄病変を描出するのに優れた画像検査であり、本疾患のような場合の病変領域を明確に確認することができる。

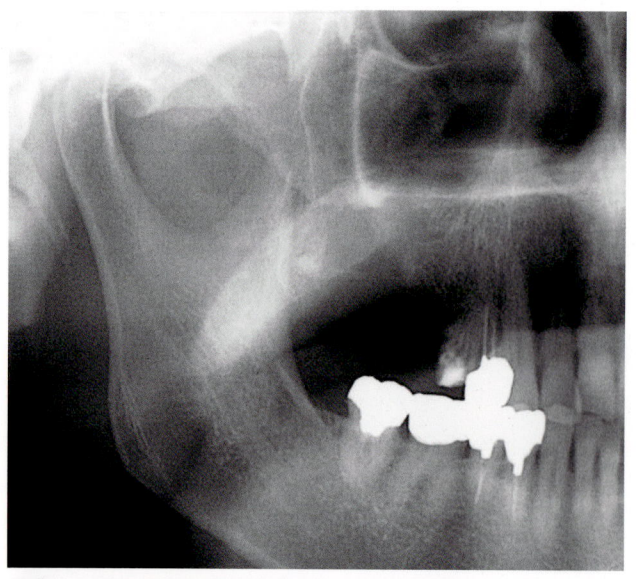

図❶　上顎右側大臼歯部歯槽突起は境界不明瞭に吸収、右側上顎洞下壁は不明瞭である

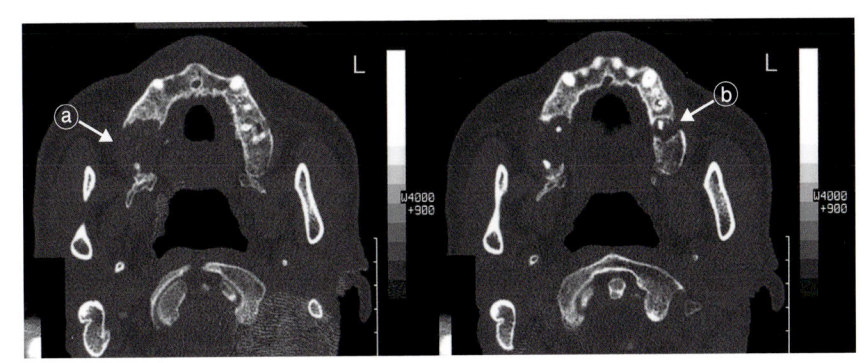

図❷ 軸位断像(硬組織表示):上顎右側大臼歯部歯槽突起は、辺縁不整な骨破壊像(ⓐ)を示すが、|6歯根周囲歯槽突起吸収は境界明瞭である(ⓑ)

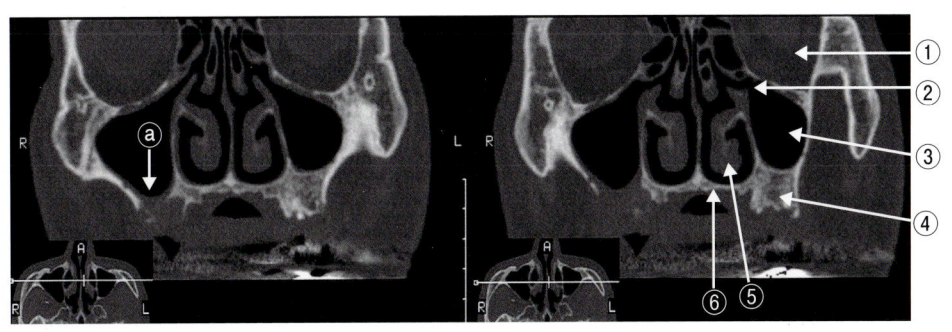

図❸ 前頭断像(硬組織表示):上顎右側大臼歯部歯槽突起は、辺縁不整な骨破壊像を示し、右側上顎洞下壁は消失している(ⓐ)
①眼球 ②自然孔 ③上顎洞 ④左側上顎骨歯槽突起 ⑤下鼻甲介 ⑥鼻腔底(硬口蓋)

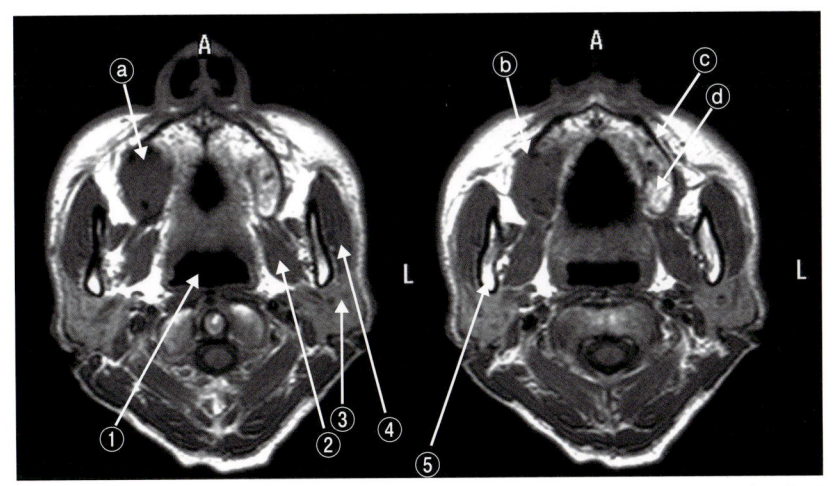

図❹ MR軸位断像(T1強調像):上顎右側大臼歯部歯槽突起部は筋肉と同程度の信号強度を示し(ⓐ)、頬側皮質骨は消失している(ⓑ)
上顎左側臼歯部頬側皮質骨は連続し(ⓒ;低信号像〔黒〕)、内部歯槽突起は高信号像を示す(ⓓ)
①口咽頭腔 ②内側翼突筋 ③耳下腺 ④咬筋 ⑤右側下顎枝部

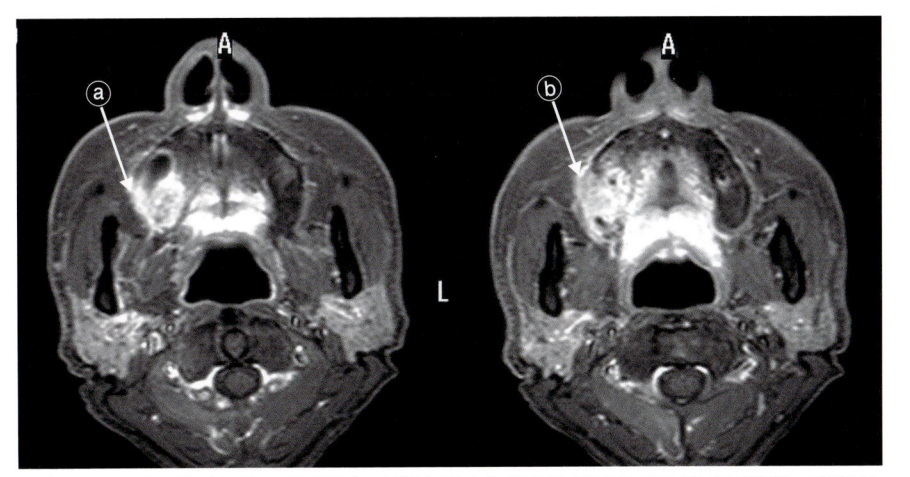

図❺ MR軸位断像(造影T1強調像):上顎右側大臼歯部歯槽突起部は境界不明瞭で高信号像を示し(ⓐ)、病変の広がりは浸潤性である(ⓑ)

鑑別診断 パノラマX線写真 ——悪性腫瘍を見逃さないために 47

#06は悪性ではない ┈┈> 歯根嚢胞

■ 32歳　女性

パノラマX線画像所見：病変部は下顎右側臼歯部である（図❶）。

　病変は境界明瞭、内部均一な単胞性透過像で、病変は下顎管と接し、下方に偏位しているが、オトガイ孔とは離れている。画像診断は歯根嚢胞としたが、病変と接する6|が挺出しているため、良性腫瘍を鑑別診断に入れる必要がある。画像診断上は悪性の可能性はきわめて低い。

CT画像所見：

- 軸位断像（硬組織表示、図❷）；6|周囲に低密度像（黒）を認め、頬側へのわずかな骨膨隆と皮質骨の菲薄化を示す。30歳以上では嚢胞での骨膨隆は少ないが、若年者では歯根嚢胞でも骨膨隆を示すことがある。

- 歯列頬舌断像（図❸）；境界明瞭な低密度像を認める。顎骨は頬舌的に軽度膨隆、周囲は骨硬化像を示す。

*

　画像診断は歯根嚢胞で、病理診断とも一致した症例である。

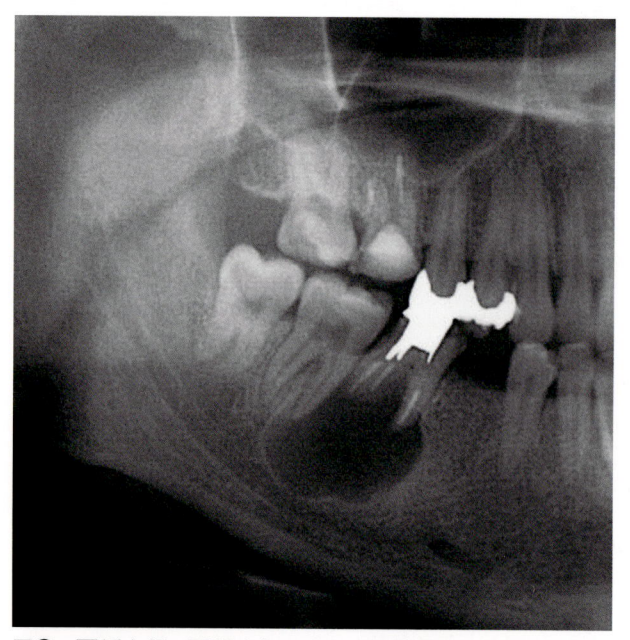

図❶　7|近心根、6|根尖部を含む、境界明瞭、内部均一な単胞性の透過像を認める

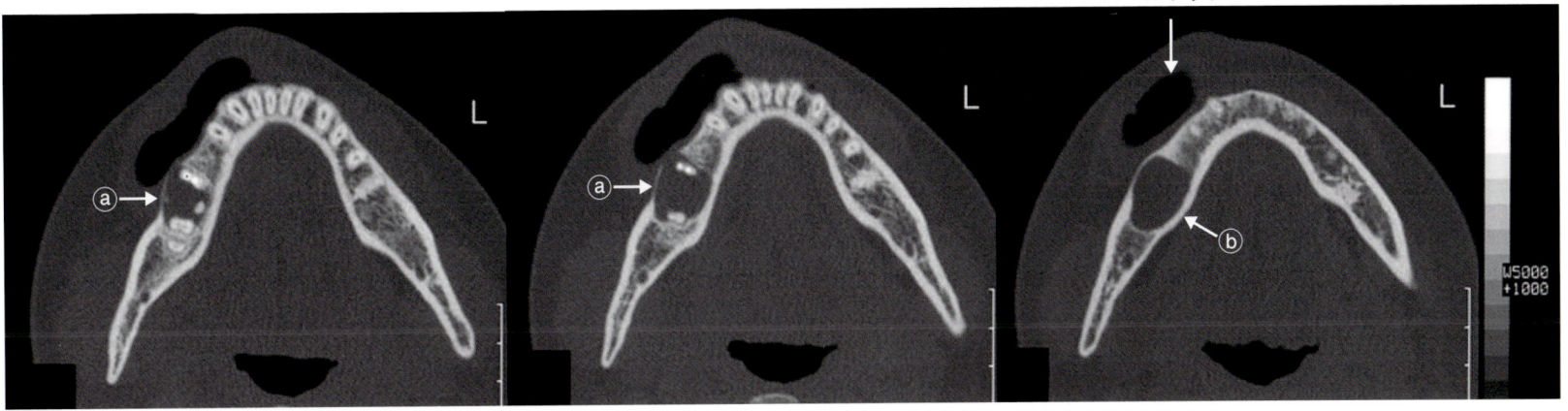

図❷ 軸位断像（硬組織表示）：下顎右側大臼歯部頬側皮質骨のわずかな膨隆と菲薄化（ⓐ）、舌側皮質骨の菲薄化（ⓑ）を認める

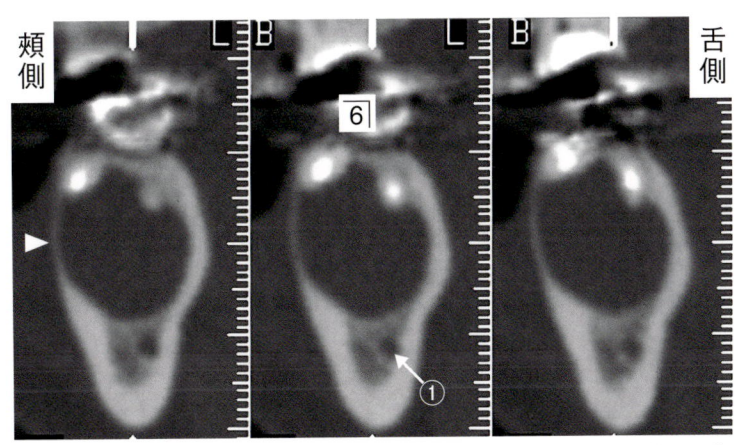

図❸ 歯列頬舌断像：6根尖部を含む低密度像を認め、頬側皮質骨は菲薄化（矢尻）、病変は下顎管壁に近接している
①下顎管

鑑別診断 パノラマX線写真 ——悪性腫瘍を見逃さないために

#07は悪性ではない ……▶ 歯根嚢胞

■44歳　女性

パノラマX線画像所見：病変部は下顎正中から左側大臼歯部である（図❶）。

病変の辺縁は全体的にやや不明瞭で、とくに近遠心は不明瞭である。病変の上縁は歯根の間に入り込み、この部分は境界明瞭である。この所見は、ほたて貝状辺縁と呼ばれる。

CT画像所見（図❷～❻）：CTでも病変近心側の境界は不明瞭、頬側にわずかに膨隆し、皮質骨が一部消失している。

＊

画像診断は単純性骨嚢胞としたが、病理診断は「4̄が原因の歯根嚢胞であり、画像診断と病理診断とが不一致だった症例である。ただし、臨床診断では良・悪性の鑑別ができることが重要であるので、その点では誤っていない。

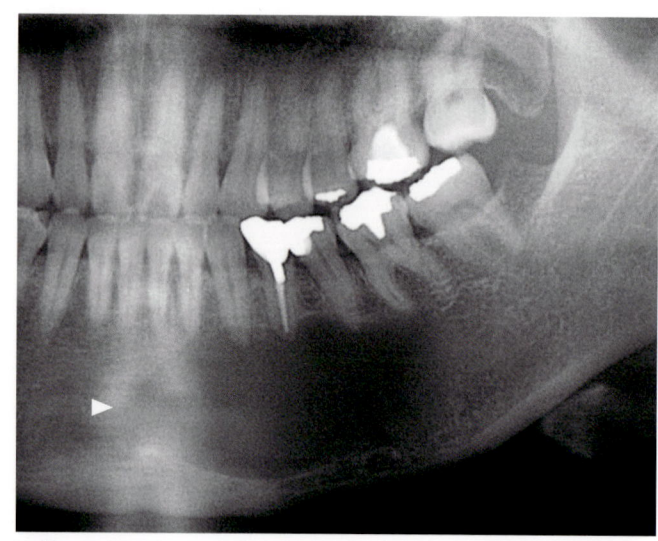

図❶　下顎正中から左側大臼歯部にかけて、一部境界不明瞭（矢尻）な透過像を認める

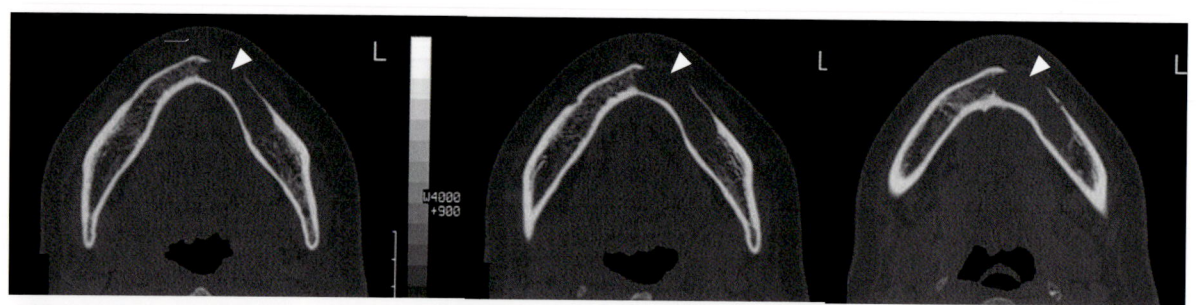

図❷　軸位断像（硬組織表示）：下顎正中から臼歯部にかけて骨梁構造は消失、近遠心方向の病変境界は不明瞭で、頬側皮質骨の膨隆、菲薄化を認める（矢尻）

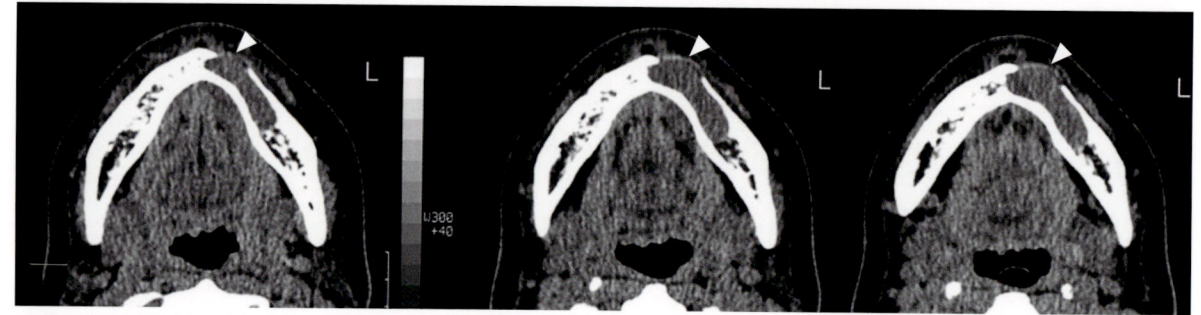

図❸　軸位断像（軟組織表示）：下顎正中から臼歯部にかけての骨内に内部均一な低密度像を認め、病変の頬側への膨隆を認める（矢尻）

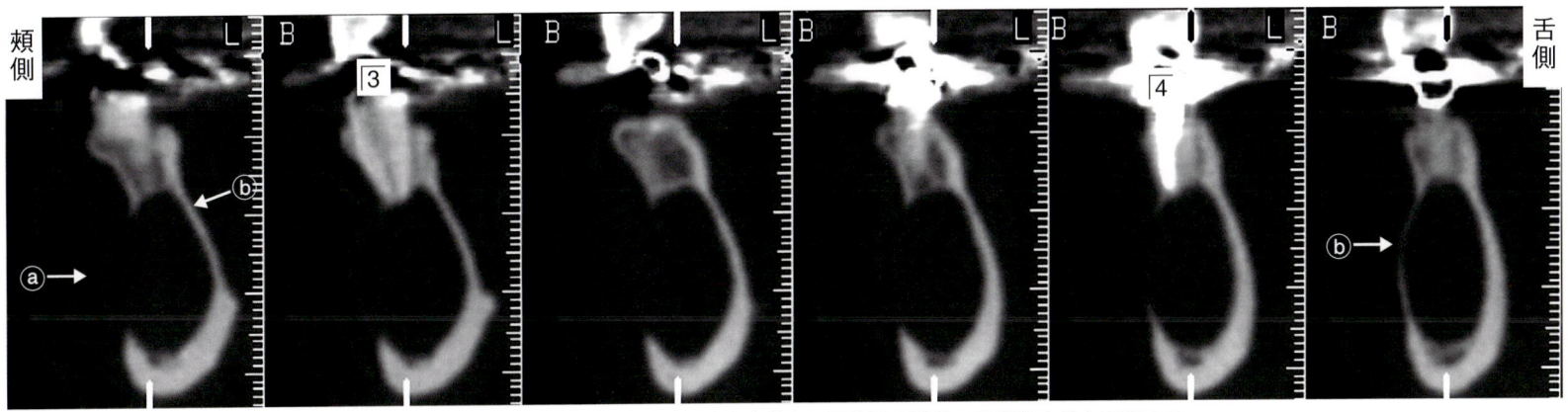

図❹ 歯列頰舌断像：|3 4根尖部を含む低密度像を認め、頰側皮質骨は消失（ⓐ）と頰舌側皮質骨の菲薄化（ⓑ）を認める

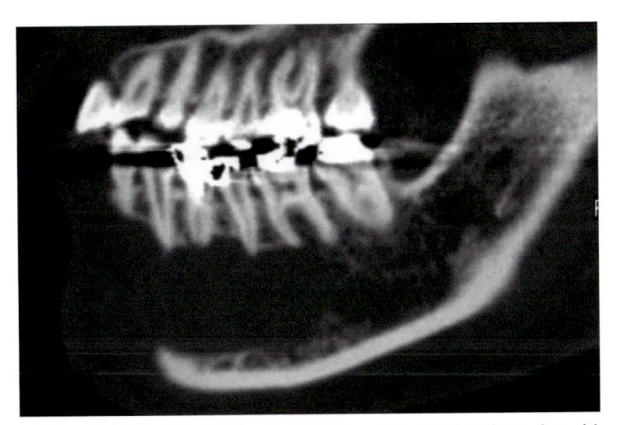

図❺ 歯列近遠心断像（矢状断）：|3〜6根尖部を含む低密度像は根間部槽間部に嵌入し、辺縁部はほたて貝状を示す

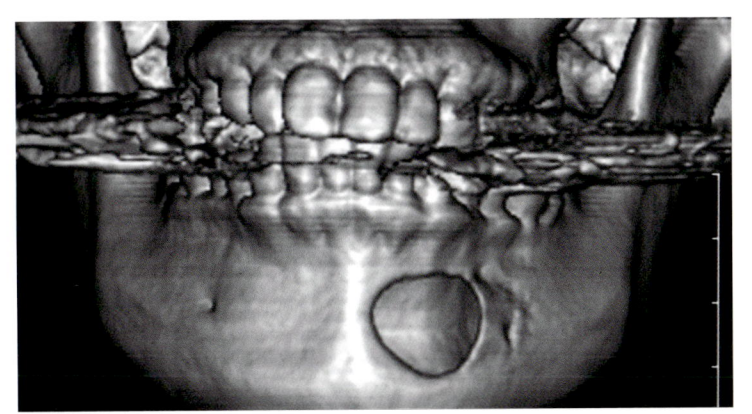

図❻ 三次元画像表示（正面観）：境界明瞭な骨吸収像を認める

鑑別診断 パノラマX線写真 ——悪性腫瘍を見逃さないために

#08 は悪性ではない ┄┄> 疣贅型黄色腫

■ 57歳　男性

パノラマX線画像所見：病変部は上顎左側臼歯部である（図❶）。

上顎左側臼歯部に境界不明瞭な骨吸収を認め、右側と比較して上顎洞下壁・後壁は消失している。画像診断では強く悪性腫瘍を疑ったが、病理診断は、疣贅型黄色腫という非常に稀な疾患である。

CT画像所見：

- 三次元画像（図❷a、b）：左側上顎骨に広範囲に及ぶ骨破壊を認め、側面からは上顎洞前壁・下壁・後壁が消失し、内方の構造物が描出されている。
- 軸位断像（硬組織表示、図❸）：左側上顎洞内に充満する腫瘍性病変を認め、鼻腔側、頬側（外方）の骨を一部消失し、腫瘤は膨隆している。上方のレベルでは、左側上顎洞壁が肥厚している。
- 軸位断像（軟組織表示、図❹）：左側上顎頬側へ突出・膨隆を示す腫瘍性病変を認める。
- 経静脈造形CT（図❺）：腫瘍病変は頬側へ膨隆し、病変辺縁部に高密度像を示し、造影効果を認める。病変内部は不均一な低密度像を示す。

この所見から悪性腫瘍を疑う。

MR画像所見：T1強調像（図❻）（a）で病変は筋肉と同程度の信号強度を示し、内部にわずかな低信号像を認める。T2強調像（b）で病変はやや高信号像を呈し、脂肪抑制像（c）では高信号を呈し、内部は不均一で悪性腫瘍の典型像を示す。

*

悪性腫瘍を疑う場合は、追加の画像検査・病理診断が必要となる。

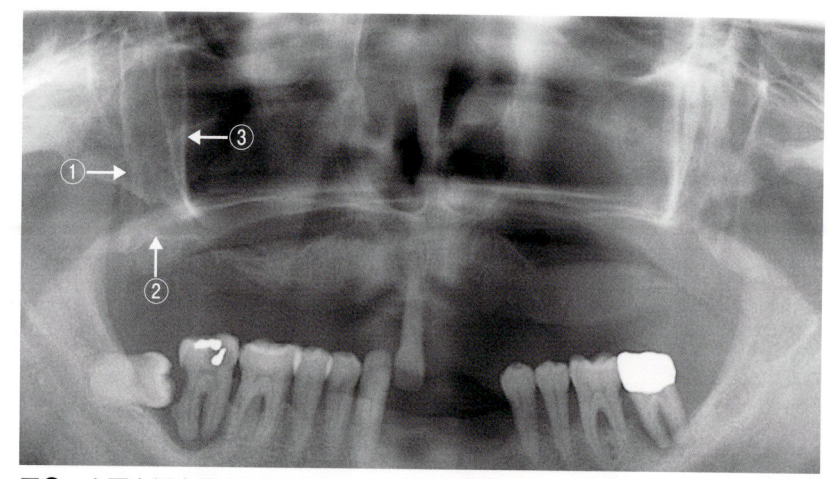

図❶　上顎左側歯槽突起は不明瞭で、左側上顎洞下壁・後壁は消失、上顎骨頬骨突起は肥厚している
①右側上顎洞後壁　②右側上顎洞下壁　③右側上顎骨頬骨突起

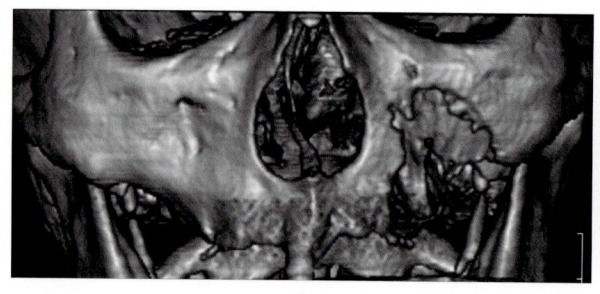

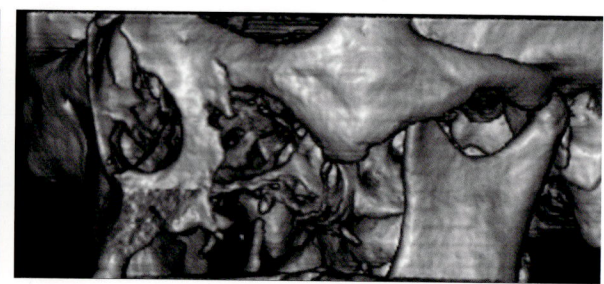

図❷　a：三次元画像表示（正面観）。左側上顎骨の骨破壊を認める
　　　b：三次元画像表示（左側面観）。左側上顎骨、上顎洞壁の著明な破壊を示す

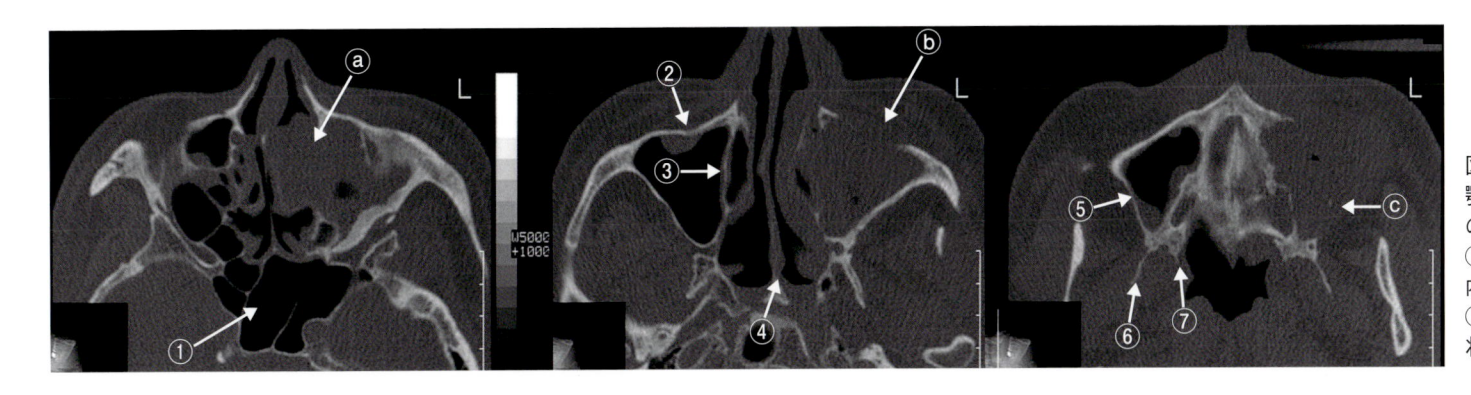

図❸ 軸位断像（硬組織表示）：左側上顎洞内側壁（ⓐ）、前壁（ⓑ）、後壁（ⓒ）の消失を認める
①蝶形骨洞 ②上顎洞前壁 ③上顎洞内側壁 ④鼻中隔 ⑤上顎洞後壁 ⑥蝶形骨翼状突起外側板 ⑦蝶形骨翼状突起内側板

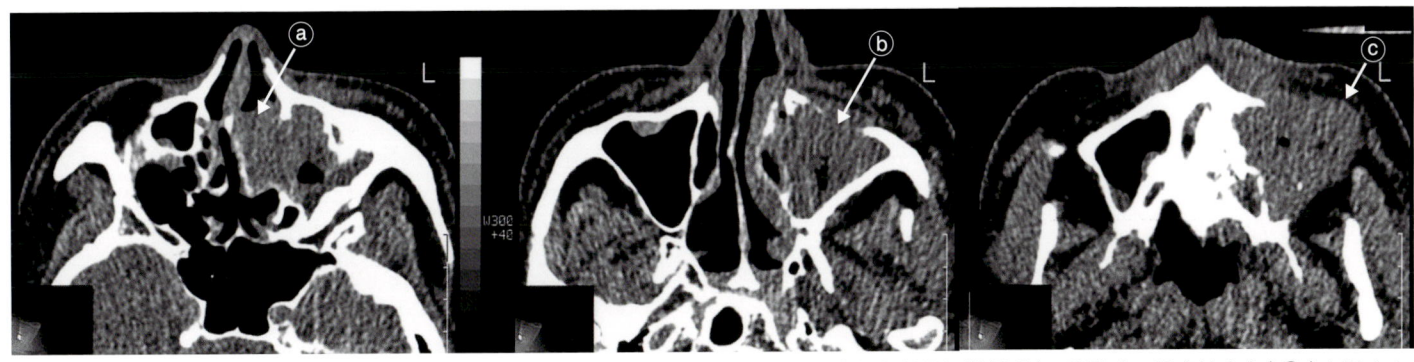

図❹ 軸位断像（軟組織表示）：左側鼻腔内（ⓐ）と上顎洞内（ⓑ）に低密度像を認め、左側頰側軟組織（脂肪）へ膨隆する腫瘍性病変（ⓒ）を認める

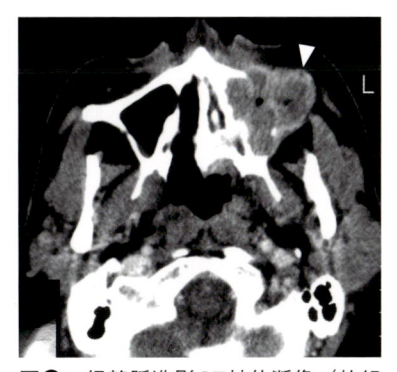

図❺ 経静脈造影CT軸位断像（軟組織表示）：左側上顎洞内から膨隆し、病変辺縁部に造影像を示す腫瘍性病変（矢尻）を認める

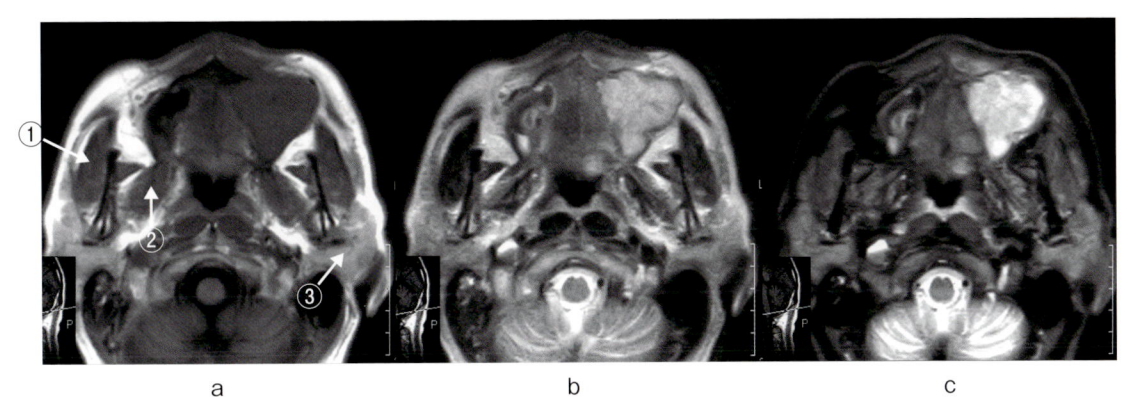

図❻ MR軸位断像
a：T1強調像。腫瘍性病変は筋肉と同程度の信号強度を示す
b：T2強調像。病変内部は不均一でやや高信号像を示す
c：脂肪抑制画像。内部不均一で高信号像を示す
①咬筋 ②内側翼突筋 ③耳下腺

鑑別診断 パノラマX線写真 ――悪性腫瘍を見逃さないために

#09 は 悪性 ⋯⋯> 扁平上皮癌

■ 69歳　女性

パノラマX線画像所見：病変部は下顎右側臼歯部である（図❶）。

　まず下顎管に注目すると、両側ともにはっきりしないが、右側下顎管壁は不明瞭で、ほそぼそとした点状の透過像を認める。下顎右側臼歯部歯槽頂部は途切れている箇所も認められ、悪性を疑わせる所見の１つである。

CT画像所見：

- 軸位断像（硬組織表示、**図❷**）；下顎右側臼歯部は、顎骨が膨隆していないのにもかかわらず、頰舌側皮質骨が断裂し、明らかに悪性を疑う所見である。
- 歯列近遠心断像（**図❸**）；下顎右側臼歯部歯槽骨は境界不明瞭な骨破壊像を示し、下顎管上壁の一部断裂を認める。下顎管の破壊が確認できる。
- 歯列頰舌断像（**図❹**）；歯槽頂部皮質は消失し、浸潤性の骨破壊像が下顎管上壁に及んでいる。病変が境界不明瞭に浸潤していることから、悪性腫瘍を疑う。

　病理診断は扁平上皮癌であった。

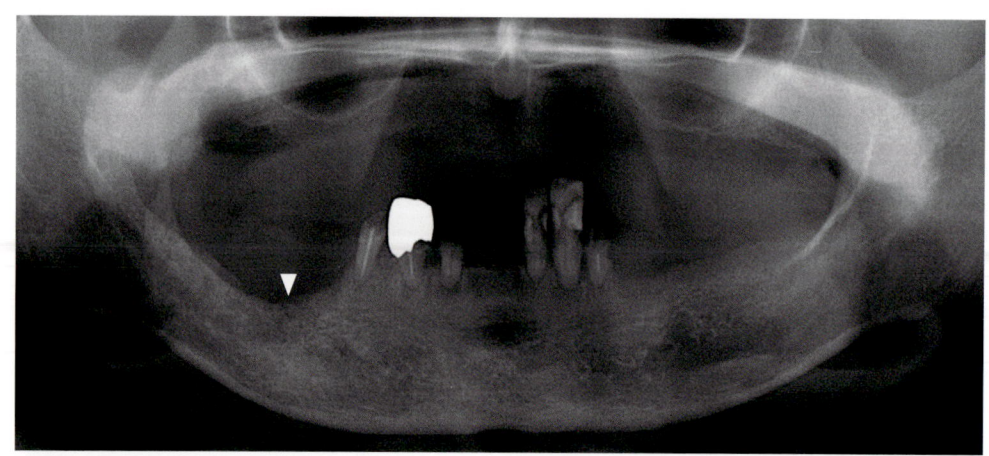

図❶　下顎右側臼歯部歯槽頂形態は不整（矢尻）、下顎管壁は不明瞭である

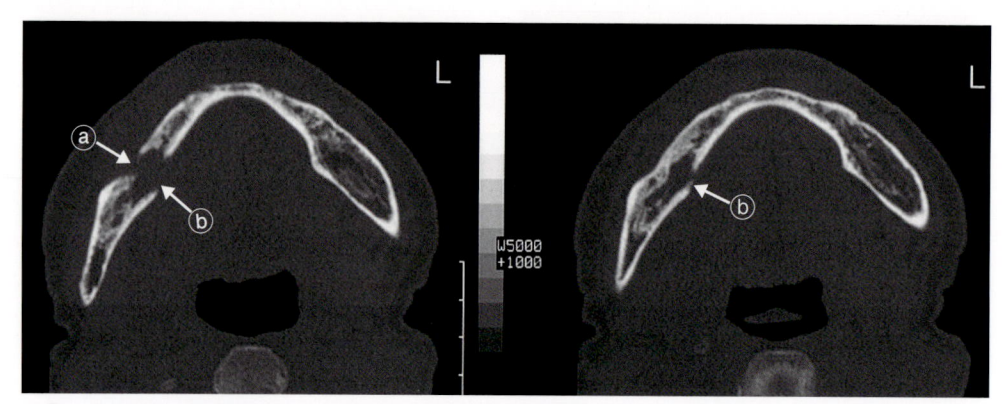

図❷　軸位断像（硬組織表示）：下顎右側臼歯部の頰側皮質骨（ⓐ）、舌側皮質骨（ⓑ）は断裂している

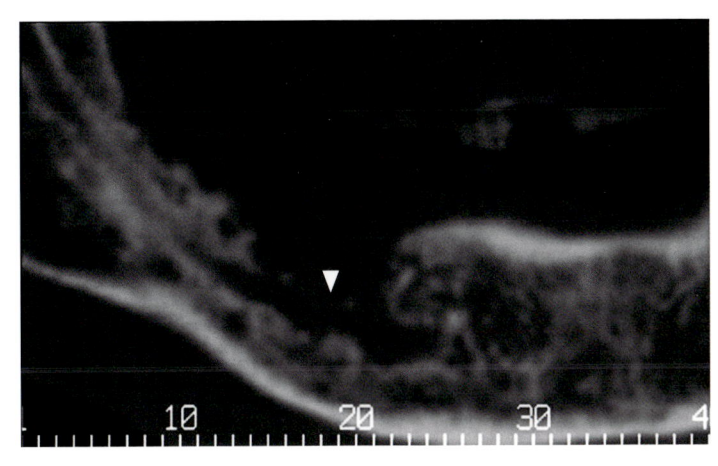

図❸ 歯列近遠心断像：下顎右側臼歯部歯槽骨は辺縁不整な骨破壊像、下顎管上壁は消失している（矢尻）

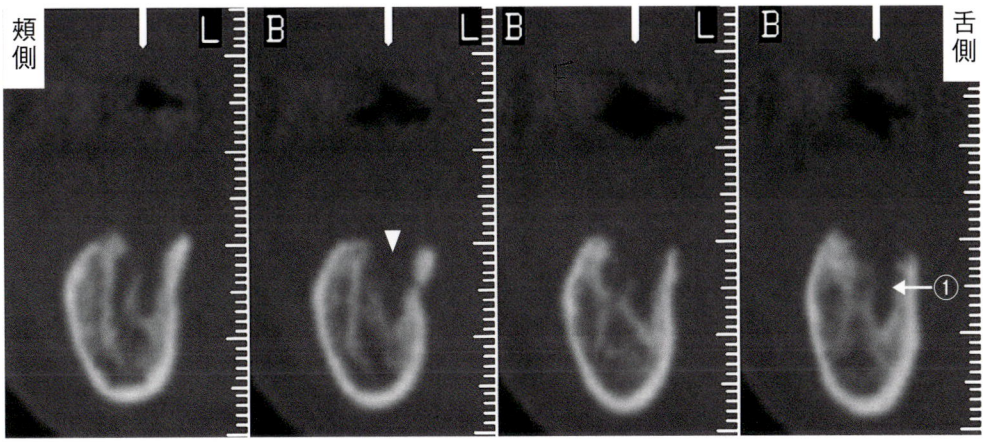

図❹ 歯列頰舌断像：浸潤性の骨破壊は下顎管壁に達し、下顎管上壁を破壊している（矢尻）
①下顎管

鑑別診断 パノラマX線写真 ——悪性腫瘍を見逃さないために　55

#10は悪性ではない ┈┈▶ 歯根嚢胞

■ 63歳 男性

パノラマX線画像所見：病変部は下顎前歯部である（図❶）。

境界明瞭、単胞性で歯根吸収を伴わない透過像を認める。画像診断は、単純性骨嚢胞もしくは角化嚢胞性歯原性腫瘍としたが、実際はどちらでもなく歯根嚢胞であった症例である。既往歴として ３| の外傷があり、歯髄壊死が原因で生じたものと考えられるが、口内法X線像からも歯根嚢胞とは診断できなかった（図❷）。

CT画像所見：

- 軸位断像（硬組織表示、図❸）；下顎前歯部に境界明瞭、頬側への病変の膨隆と皮質骨の菲薄化を認める。この所見からも歯根嚢胞と診断するのは困難である。
- 軸位断像（軟組織表示、図❹）；病変部の頬側への著明な膨隆を認め、歯根嚢胞と診断するのは難しく、角化嚢胞性歯原性腫瘍の可能性が高いと診断した。
- 歯列頬舌断像（図❺）；下顎前歯の根尖部を含み、頬側皮質骨の消失、舌側皮質骨の菲薄化を伴う低密度病変を認める。この所見から歯根嚢胞と診断するのは困難である。

　　　　　　　　＊

病理診断名と画像診断名が一致しないことはあるが、嚢胞や良性腫瘍と悪性腫瘍、炎症では処置方針が異なるので、鑑別診断のために、病変の境界が明瞭か、不明瞭かの判断は重要である。

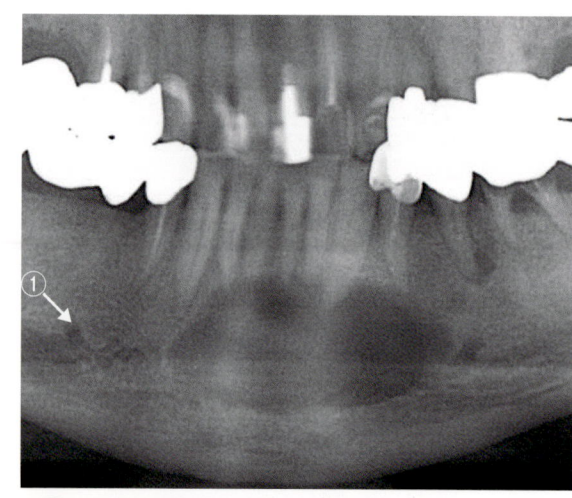

図❶ 下顎前歯部（２┼４）に境界明瞭、単胞性の透過像を認める　①オトガイ孔

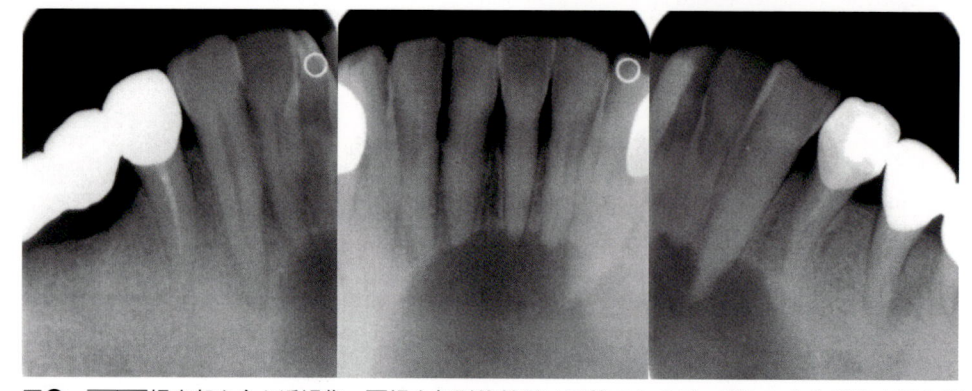

図❷ ２┼３根尖部を含む透過像、３|根尖部形態外形は不整であるが、明らかな失活歯を疑う所見がない

56　鑑別診断 パノラマX線写真 ──悪性腫瘍を見逃さないために

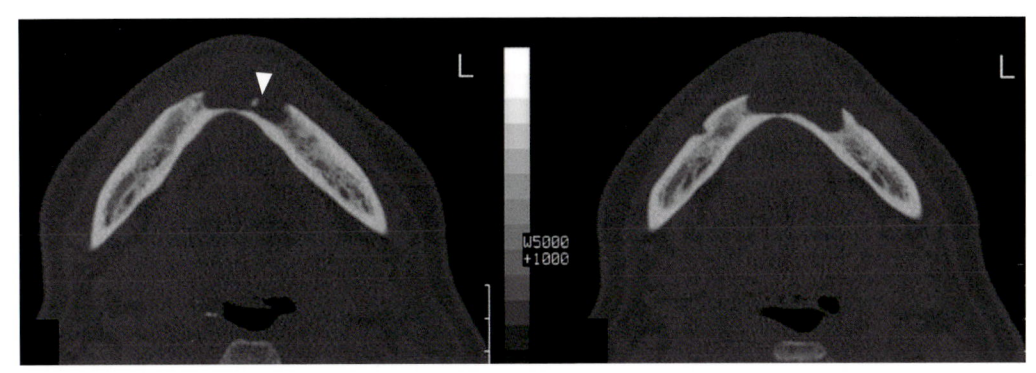

図❸ 軸位断像（硬組織表示）：下顎正中部の骨梁構造は消失、頰側皮質骨の消失を認める（矢尻）

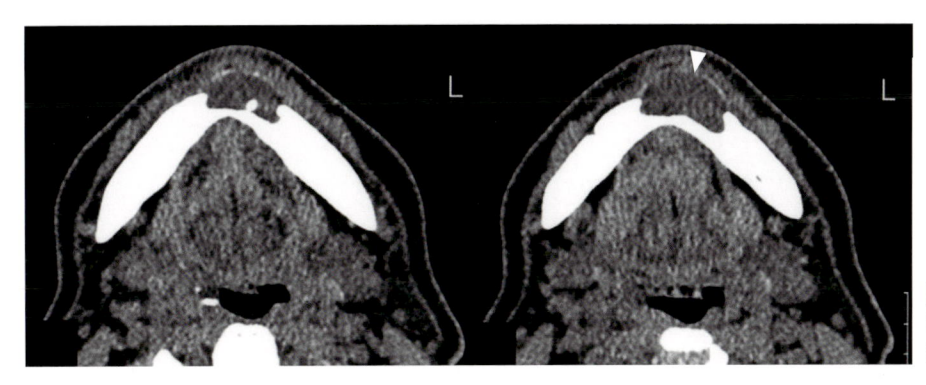

図❹ 軸位断像（軟組織表示）：下顎正中部骨内に内部均一な低密度像を認め、病変の頰側への膨隆を認める（矢尻）

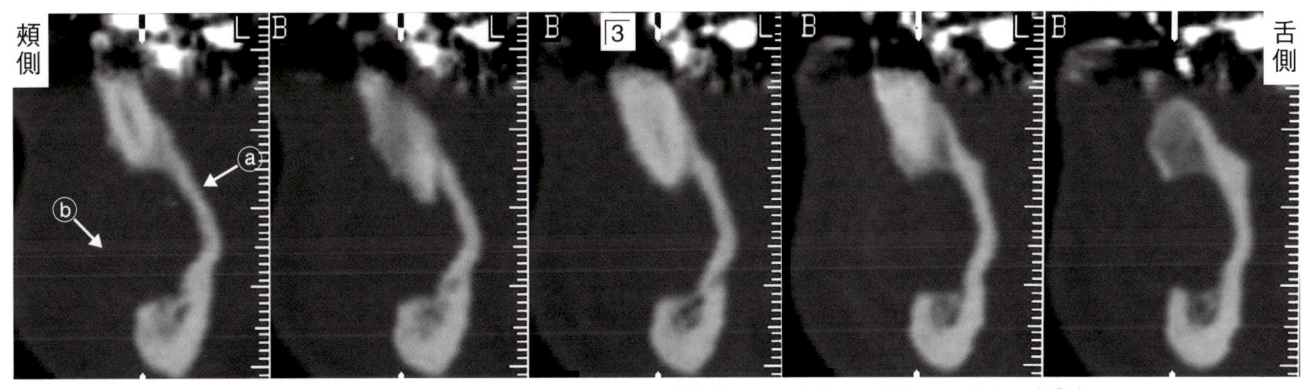

図❺ 歯列頰舌断像：病変の境界は明瞭で、舌側皮質骨一部菲薄化（ⓐ）、頰側皮質骨は広範囲に消失し（ⓑ）、低密度病変内に根尖部が位置する

鑑別診断 パノラマX線写真 ──悪性腫瘍を見逃さないために　57

#11は悪性ではない ┄┄> エナメル上皮腫

■43歳　男性

パノラマX線画像所見：病変部は下顎右側小臼歯から前歯部である（図❶）。

　下顎右側臼歯部から犬歯部にかけて蜂巣状、石鹸泡状とよばれる透過像を認める。病変部により$\overline{3|}$と$\overline{|2}$は歯根離開している。歯の移動は微弱な力が歯にかかることを意味し、実質性の病変の存在を考える。

　蜂巣状を呈する典型的な病変は、エナメル上皮腫であり、そのなかでも類腱型はあまり歯根吸収を起こさず、その可能性が一番高いと考えた。

CT画像所見：

- 軸位断像（硬組織表示、図❷）：下顎前歯部に多胞性の低密度像を認め、頬側皮質骨は膨隆、菲薄化を示す。病変の遠心部は境界明瞭で、大臼歯部の骨梁は高密度像を示す。
- 軸位断像（軟組織表示、図❸）：病変内部が黒く囊胞化した部分と、一部実質性で多胞性の病変といえば、診断はエナメル上皮腫でほぼ間違いなく、その典型像である。
- 歯列頬舌断像（図❹）：囊胞様に変性した部分と実質性の多い部分とで明らかに所見が異なり、良性とは少々考えにくいかもしれないが、全体像をみて診断すれば間違えることはないだろう。

MR画像所見：MRIは実質成分がよく観察できる。T1強調像（図❺）では病変全体が低信号で黒くなっている。正常な成人の骨髄はT1強調像では白くなり、黒くなるのは異常像である。脂肪抑制T2強調像（図❻）では正常骨髄は黒く、病変が白く描出される。T1、T2強調像とも病変の範囲や軟組織への伸展がよくわかる。

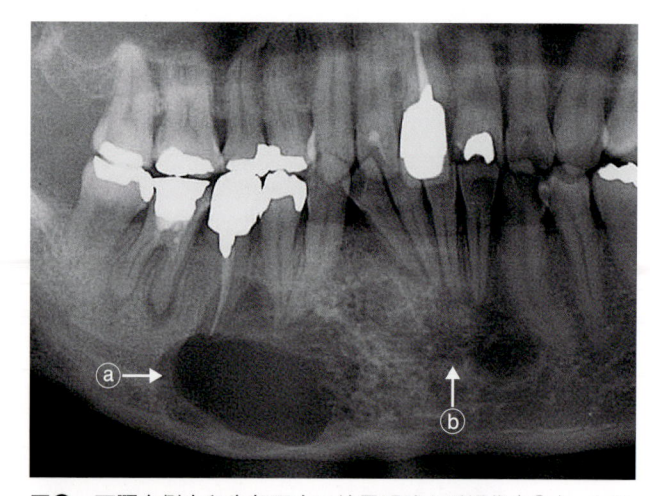

図❶　下顎右側小臼歯部下方に境界明瞭な透過像（ⓐ）、右側犬歯部から左側前歯部にかけて蜂巣状、石鹸泡状の透過像を認め（ⓑ）、$\overline{3|2}$は歯根離開している。オトガイ孔は確認できない

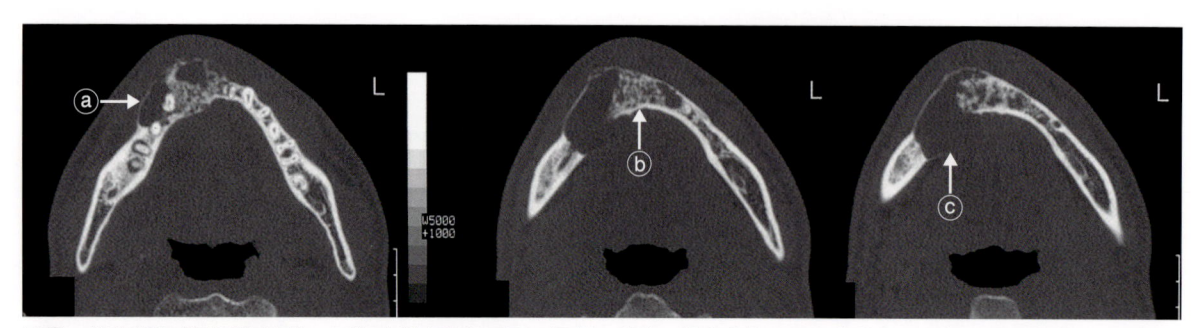

図❷　軸位断像（硬組織表示）：下顎右側犬歯部周囲は頬側へ膨隆、低密度像を示し（ⓐ）、前歯部は石鹸泡状の低密度像（ⓑ）を示し、舌側皮質骨の消失を認める（ⓒ）

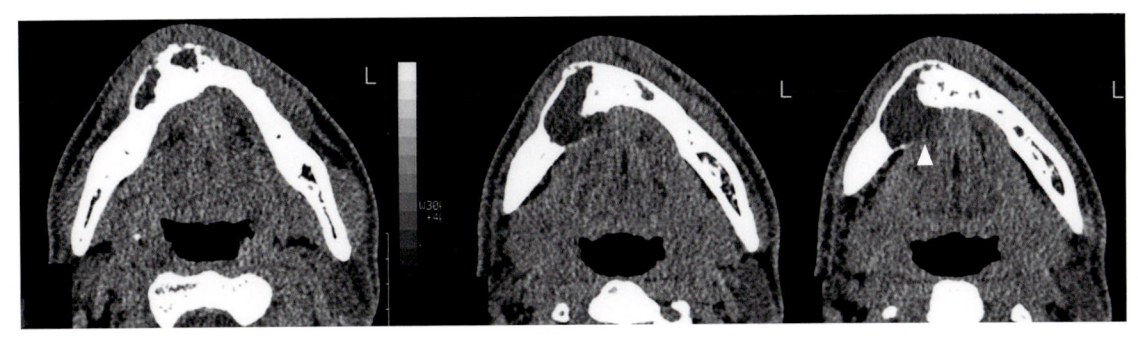

図❸ 軸位断像（軟組織表示）：下顎右側犬歯部骨内に内部均一な低密度像を認め、病変の舌側への膨隆が著明である（矢尻）

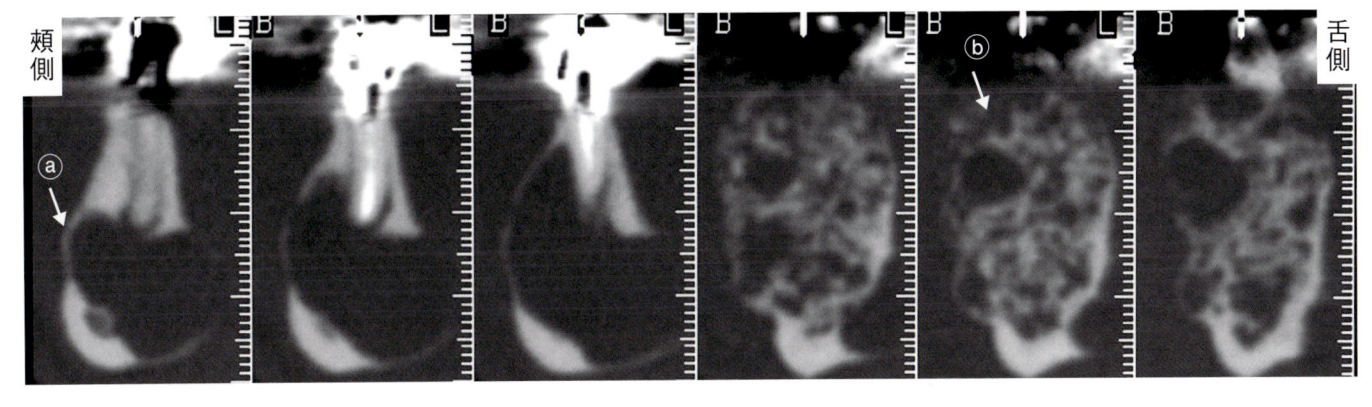

図❹ 歯列頬舌断像（冠状断）：頬側皮質骨一部菲薄化（ⓐ）、内部均一な低密度像と蜂巣状の低密度像を認め（ⓑ）、頬舌側方向の骨膨隆は著明である

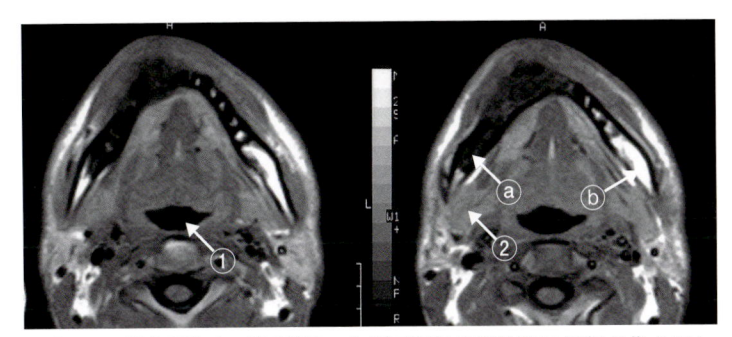

図❺ MR軸位断像（T1強調像）：右側下顎臼歯部骨髄は低信号像を示し（ⓐ）、頬側皮質骨は消失、左側下顎臼歯部骨髄は高信号像を示す（ⓑ）
①口咽頭腔　②顎下腺

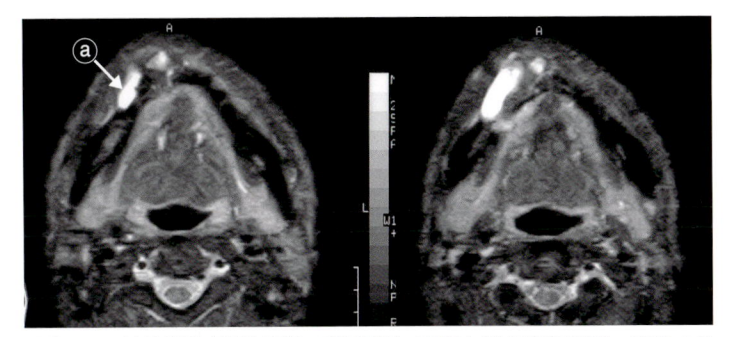

図❻ MR軸位断像（脂肪抑制T2強調像）：下顎右側犬歯部頬側へ膨隆する高信号像を認め（ⓐ）、病変の範囲を把握しやすい

鑑別診断 パノラマX線写真 ——悪性腫瘍を見逃さないために　59

#12 は 悪性 ·····> 扁平上皮癌

■50歳　女性

パノラマX線画像所見：病変部は下顎左側臼歯部である（図❶）。

　診断が非常に難しい症例である。一見、慢性歯周炎のような吸収像を示すが、虫食い状の骨吸収像を認める。この骨吸収が根尖まで進行しており、悪性を一度は疑う所見である。

　口腔内の粘膜に明らかな異常は認めないが、病理診断は扁平上皮癌であった。とくに歯周ポケットの中にできた癌は、口腔内からは見えないことが多く、抜歯後に気づくことがあるので、注意を要する。

CT画像所見：下顎左側臼歯部頰側皮質骨の破壊に気づかないと、診断するのが難しい。

- 軸位断像（硬組織表示、図❷）；歯冠部の修復物によるアーチファクトの影響で、一部確認が困難であるが、7̄頰側皮質骨の消失を認める。
- 歯列近遠心断像（図❸）；6̄根尖部歯根膜腔の拡大、7̄歯根周囲の低密度像を認め、病変の境界は不明瞭である。
- 歯列頰舌断像（図❹）；頰舌側への骨膨隆もなく、頰側皮質骨のみ限局性で不自然な形態の吸収像を示す。

　画像診断を非常に迷うタイプの症例である。

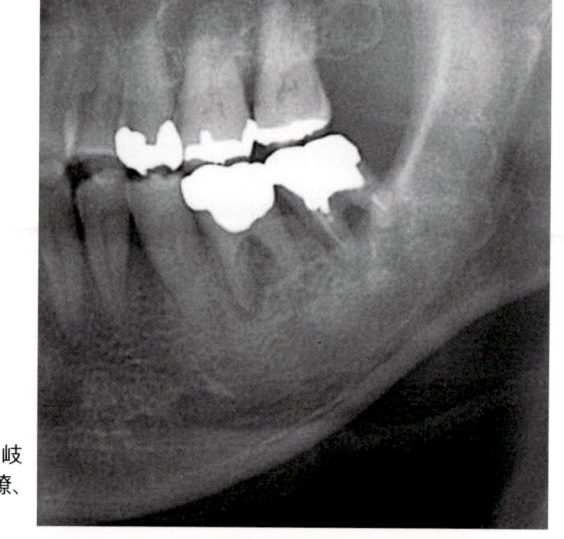

図❶　6̄歯根膜腔拡大、7̄根分岐部から根尖にかけて境界不明瞭、一部虫食い状の透過像を認める

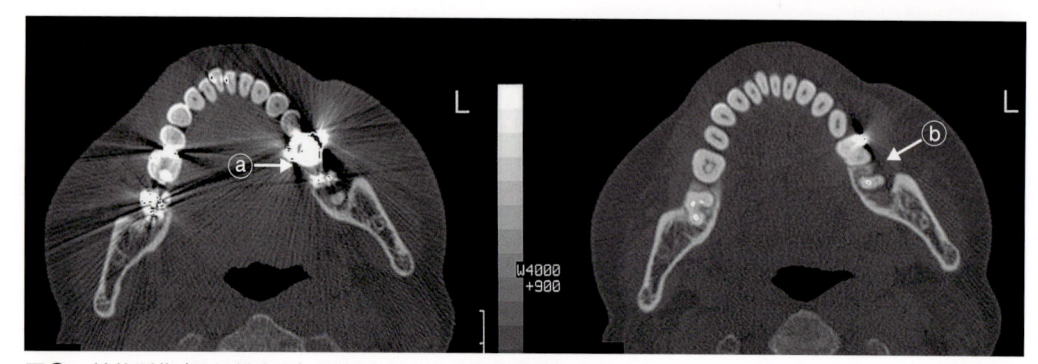

図❷　軸位断像（硬組織表示）；6̄相当部から金属修復物によりアーチファクト（ⓐ）が生じ、画像が見づらくなっているが、7̄頰側皮質骨は消失している（ⓑ）

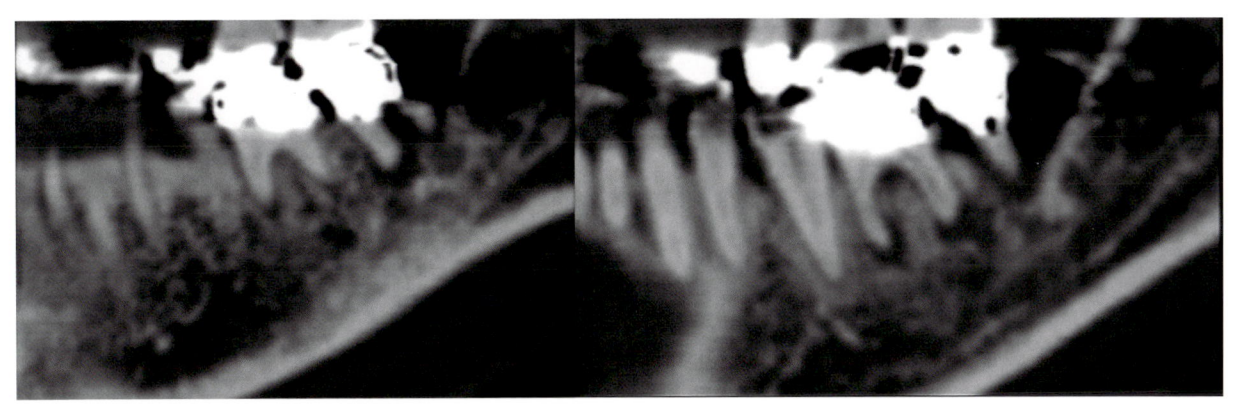

図❸　歯列近遠心断像（矢状断）：7̲歯根周囲の骨吸収像は、歯周炎による吸収像とは様相が異なって見える

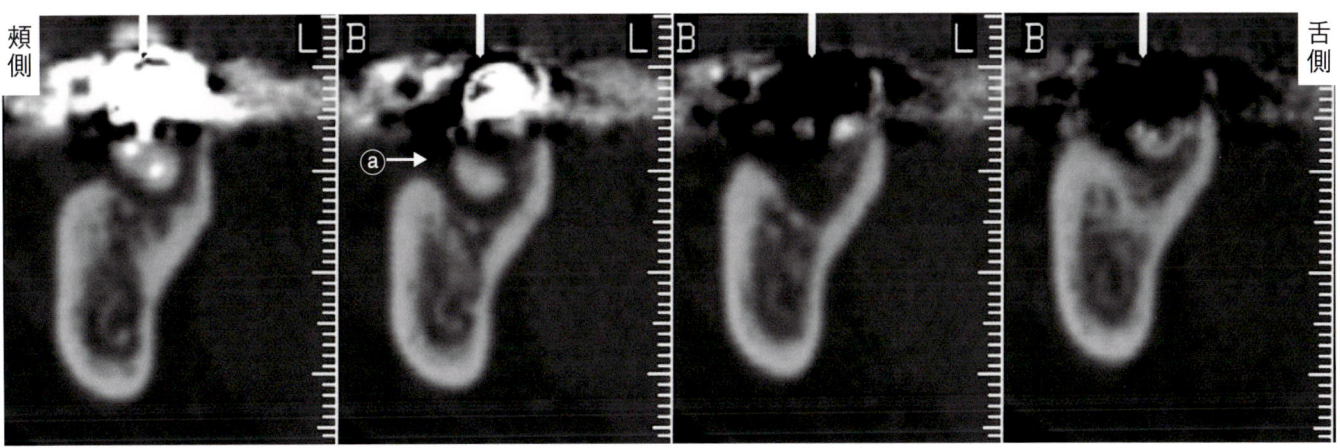

図❹　歯列頰舌断像：頰側皮質骨は限局性、垂直性の吸収像を示し（ⓐ）、病変は舌側皮質骨に接しているが、菲薄化、膨隆はない

鑑別診断 パノラマX線写真 ——悪性腫瘍を見逃さないために

#13は悪性ではない ┈┈▶ エナメル上皮腫

■43歳　男性

パノラマX線画像所見：病変部は下顎右側顎角部前方である（図❶）。

下顎右側大臼歯部下方、下顎枝部、下顎骨骨体部にかけて、境界明瞭、弧状辺縁を伴う透過像を認める。6|近遠心根にナイフカット状の歯根吸収を認める。この所見から良性腫瘍を疑い、その中でも歯根吸収を高頻度に生じるエナメル上皮腫を疑う。

CT画像所見：

- 軸位断像（硬組織表示、図❷）：下顎右側大臼歯部の頰舌側皮質骨は膨隆、菲薄化し、骨梁は消失、内部に低密度像を示す。
- 軸位断像（軟組織表示、図❸）：下顎右側臼歯部は頰舌方向へ膨隆し、骨内部は筋肉より低密度像を示し、この部分は液状成分が強いことがわかる。
- 歯列頰舌断像（図❹）：頰舌側皮質骨は菲薄化し（ⓑ）、下顎管は頰側皮質骨内へ圧迫、偏位（①）、6|根尖はナイフカット状の歯根吸収を示す（ⓐ）。
- 三次元画像（図❺）：広範囲な頰舌側皮質骨の消失を認める。

歯根吸収、頰舌的な骨膨隆が著明で皮質骨の菲薄化により、良性腫瘍を疑う。大きな病変で、明らかな歯根吸収が確認できるのでエナメル上皮腫を疑う。

図❶　下顎右側下顎枝部（ⓐ）から大臼歯部骨体部（ⓑ）にかけて、境界明瞭、下顎骨下辺皮質骨の菲薄化（ⓒ）を伴う透過像を認める

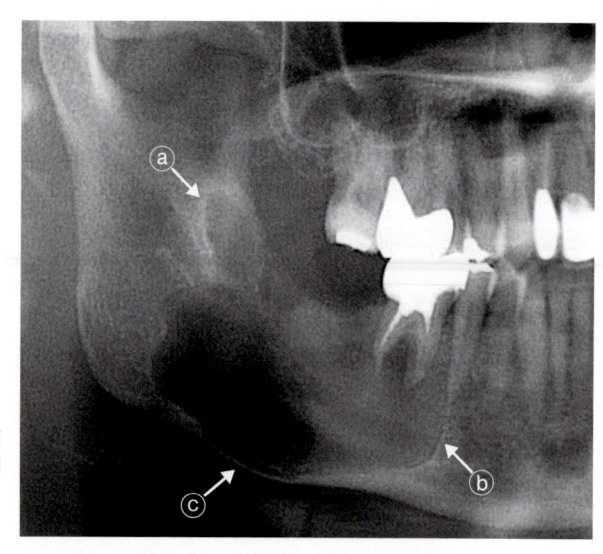

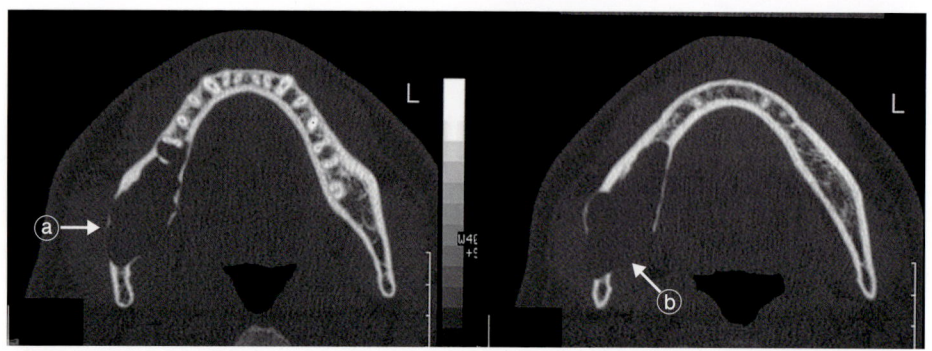

図❷　軸位断像（硬組織表示）：下顎右側臼歯部顎骨は頰舌方向に膨隆し、皮質骨は菲薄化（ⓐ、ⓑ）、一部消失している

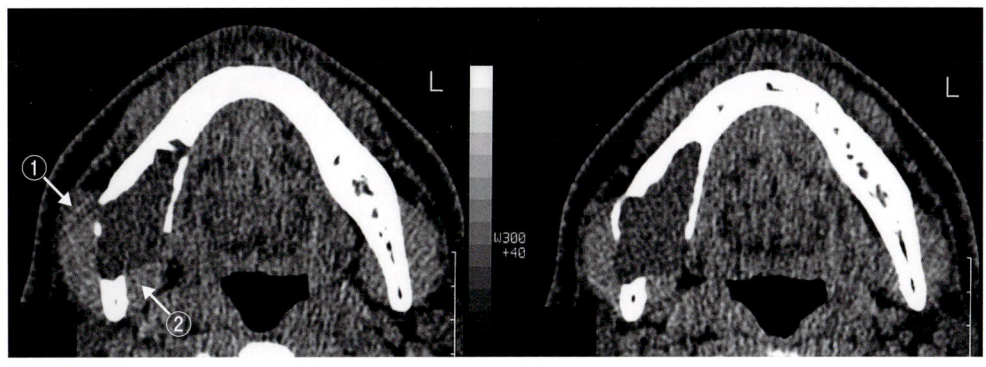

図❸ 軸位断像(軟組織表示)：下顎右側臼歯部骨内に筋肉よりわずかに低密度像を示す病変を認めるが、咬筋や内側翼突筋内への明らかな浸潤はない
①咬筋　②内側翼突筋

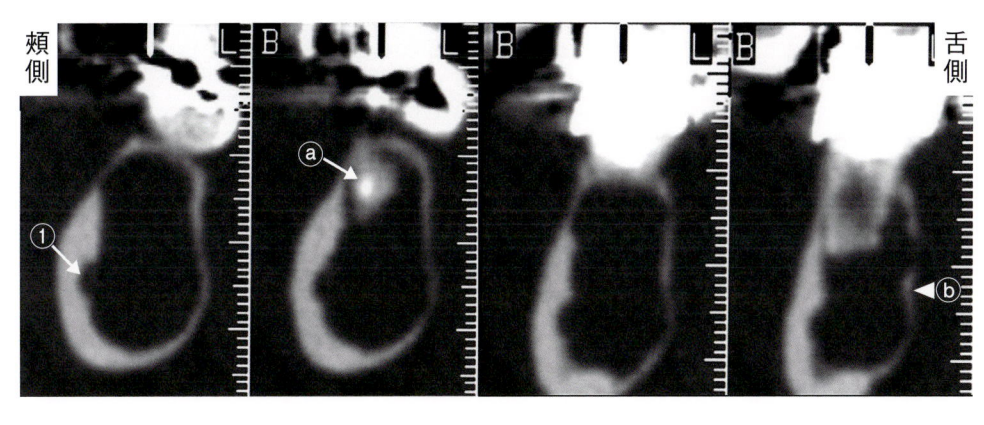

図❹ 歯列頬舌断像：頬舌側皮質骨は菲薄化を示し、病変内の歯根はナイフカット状の歯根吸収（ⓐ）を認める。病変辺縁部は弧状辺縁（ⓑ）、下顎管（①）は頬側へ偏位し、管壁は不明瞭である

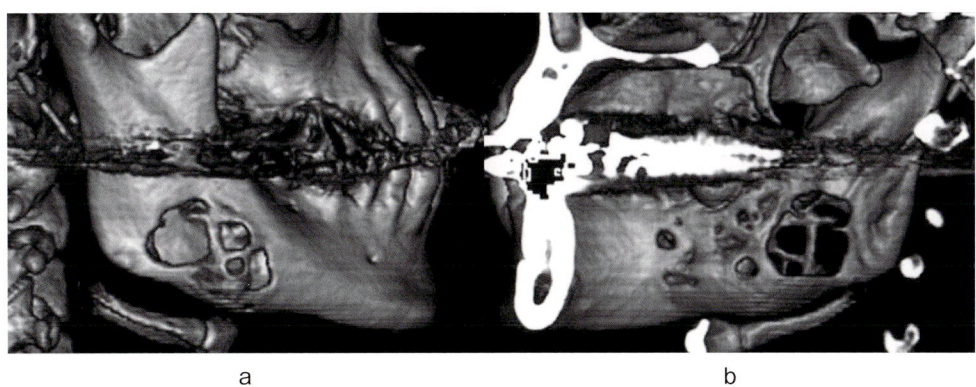

図❺ 三次元画像表示（a；頬側面観　b；舌側面観）：下顎右側大臼歯部骨体部に境界明瞭、多胞性、竹かご状の骨破壊像を認める

a　　　　　　　　　　　　　b

鑑別診断 パノラマX線写真　──悪性腫瘍を見逃さないために　63

#14は悪性 ……▶ 扁平上皮癌

■ 90歳　男性

パノラマX線画像所見：病変部は下顎右側大臼歯部である（**図❶**）。

　右側下顎管上壁が消失している。病変部の境界は不明瞭、辺縁不整な骨破壊像を示し、これは「虫食い状」と呼ばれ、悪性腫瘍に見られる典型的画像所見である。一般的に下顎管壁の消失や管壁不連続性を示す場合は、悪性腫瘍を疑う。ただし、この所見は転移性癌でも認める。

　また、下顎骨皮質骨が菲薄化して、層状を呈していることから骨粗鬆症が疑われる※。

CT画像所見：

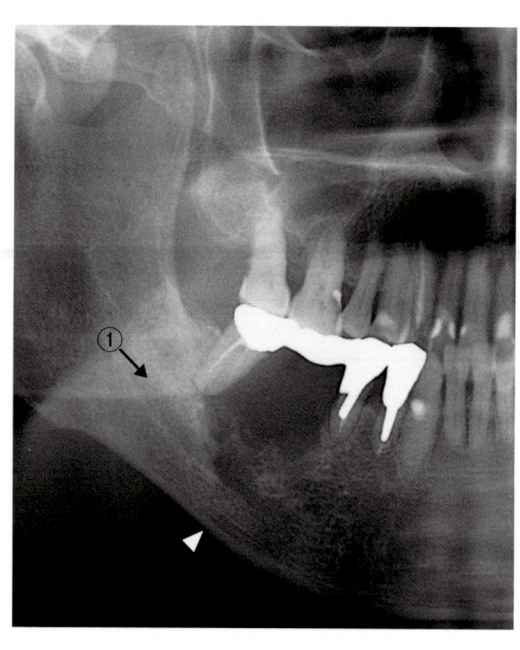

- 軸位断像（硬組織表示、**図❷**）：下顎右側臼歯部頬舌側皮質骨は消失している。左側骨体部骨梁は粗で頬舌側皮質骨は菲薄化している。
- 歯列頬舌断像（**図❸**）：残存歯周囲歯槽骨は境界不明瞭に吸収、頬側皮質骨は広範囲に消失し、下顎管上壁の破壊も認める。
- 歯列近遠心断像（**図❹**）：骨の破壊は下顎管壁に及んでいる。これは悪性腫瘍としてかなり進展していることを意味している。
- 三次元画像（**図❺**）：広範囲な骨破壊像を認める。病変の辺縁は不整である。

　これらの所見は、悪性腫瘍を疑ううえで重要である。

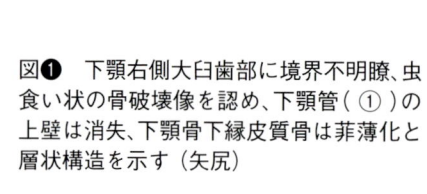

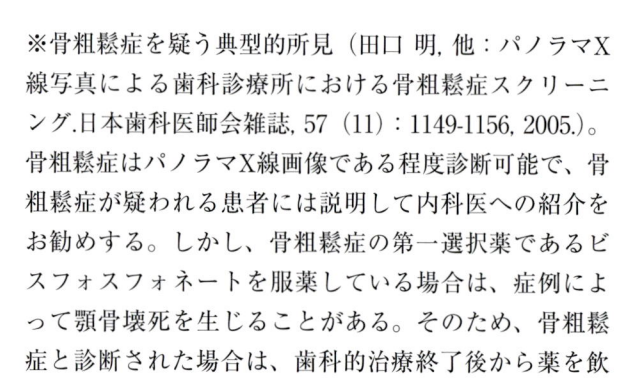

図❶　下顎右側大臼歯部に境界不明瞭、虫食い状の骨破壊像を認め、下顎管（①）の上壁は消失、下顎骨下縁皮質骨は菲薄化と層状構造を示す（矢尻）

※骨粗鬆症を疑う典型的所見（田口 明, 他：パノラマX線写真による歯科診療所における骨粗鬆症スクリーニング.日本歯科医師会雑誌, 57（11）：1149-1156, 2005.）。骨粗鬆症はパノラマX線画像である程度診断可能で、骨粗鬆症が疑われる患者には説明して内科医への紹介をお勧めする。しかし、骨粗鬆症の第一選択薬であるビスフォスフォネートを服薬している場合は、症例によって顎骨壊死を生じることがある。そのため、骨粗鬆症と診断された場合は、歯科的治療終了後から薬を飲み始めるように事前に説明する必要がある。炎症を完全に取り除き口腔内を清潔に保つことができれば、ビスフォスフォネートを投薬されても顎骨壊死に至るという症例は少なく、口腔内環境を整えることで、顎骨壊死が生じなくなる可能性がある。このような症例をパノラマX線画像で見つけることはもちろんだが、全身状態を考慮して治療をどのように進めるかを考える必要がある。

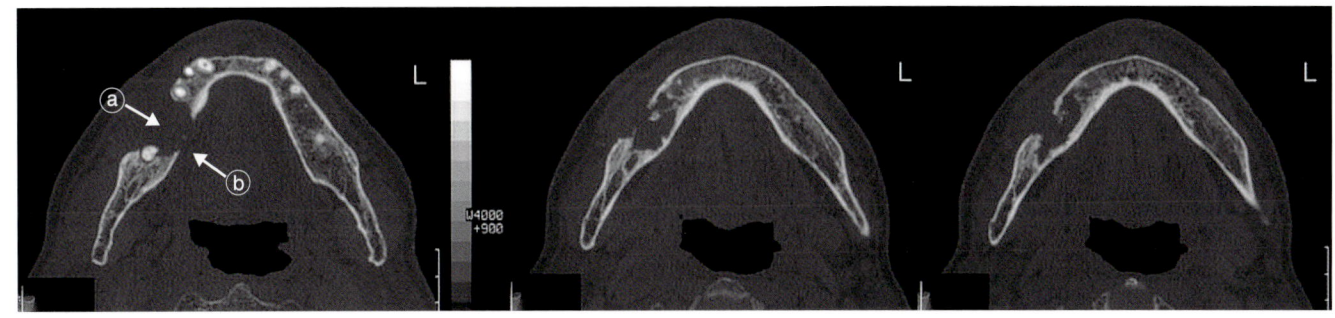

図❷ 軸位断像（硬組織表示）：下顎右側臼歯部頬舌側皮質骨は消失（ⓐ、ⓑ）、病変の辺縁は不整である

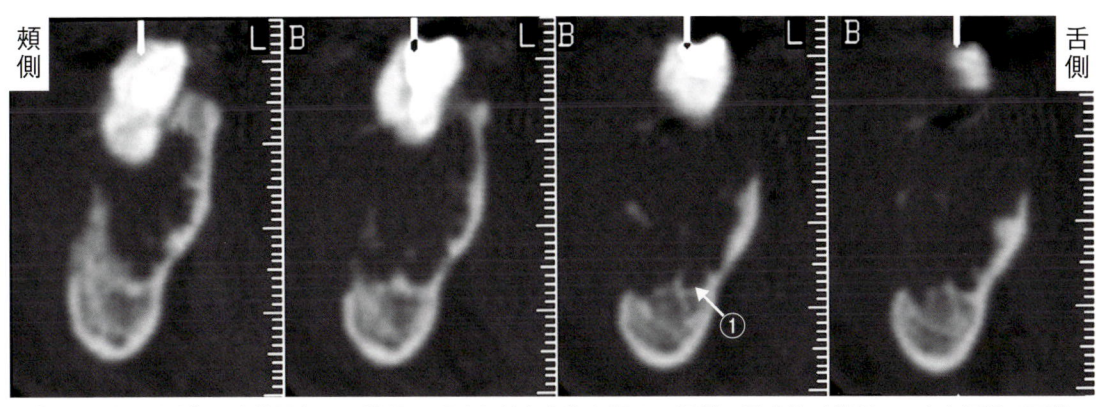

図❸ 歯列頬舌断像：歯槽頂部から境界不明瞭な低密度像を認め、頬側は骨破壊が著明で、病変辺縁は不整、下顎管（①）上壁は消失している

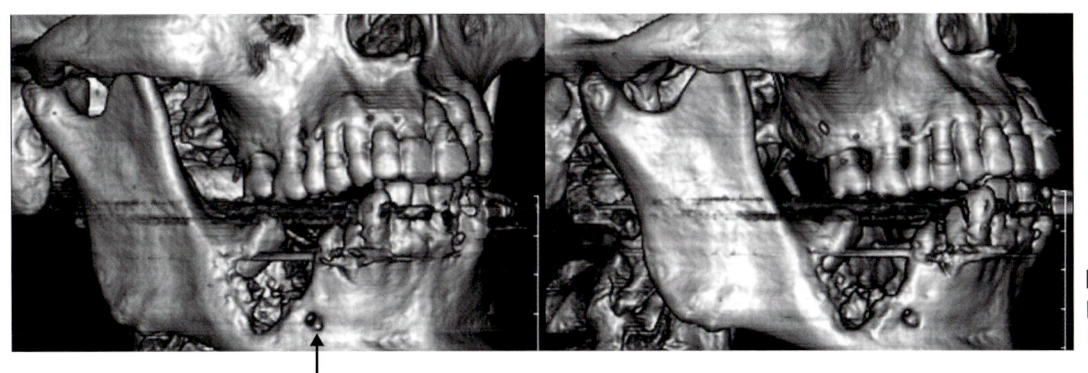

図❹ 歯列近遠心断像（矢状断）：6⏋欠損部歯槽骨の骨破壊は下顎管上壁に及び、境界は不明瞭である
①下顎管

図❺ 三次元画像表示（頬側面観）：下顎右側大臼歯部骨体部には、辺縁不整な骨破壊像を認める。オトガイ孔（①）は確認できる

鑑別診断 パノラマX線写真 ——悪性腫瘍を見逃さないために

#15は悪性 ·····> 扁平上皮癌

■62歳　女性

パノラマX線画像所見：病変部は下顎右側臼歯部である（図❶）。

右側の下顎管の走行は不明瞭で、骨体内に境界不明瞭、浸潤性の骨破壊を認め、悪性腫瘍を疑ううえで重要な所見である。

CT画像所見：

- 軸位断像（硬組織表示、図❷）；下顎右側臼歯部舌側皮質骨は不連続性を示し、舌側の骨破壊がわかるが、このような像を「しみ透る」という意味でpermeateと表現している。
- 歯列頰舌断像（図❸）；頰側、舌側の皮質骨は広範囲に破壊されている。
- 経静脈造影CT画像（図❹）；造影することによって病変部位の腫瘍に造影効果が得られ、高密度像として映し出されるが、軟組織内への浸潤は明らかではなく、骨内に病変があることがわかる。また、右側顎下リンパ節が球形に腫脹し、転移が疑われる。

*

患者は乳癌の既往があり、乳癌の骨転移を疑ったが、最終的な病理診断は扁平上皮癌であった。このような所見は、乳癌の転移において多いパターンである。

近年、乳癌は増加傾向で、乳癌の既往をもつ患者の来院は増加すると考えられる。では、歯科医院でどのような対応をすればよいのか。

乳癌の既往がある患者は、乳癌の手術後5年間は年に一度パノラマX線を撮影することをお勧めする。パノラマX線撮影でいち早く転移が発見され、治療につながったケースもあるので、ぜひ撮影および読影をしていただきたい。

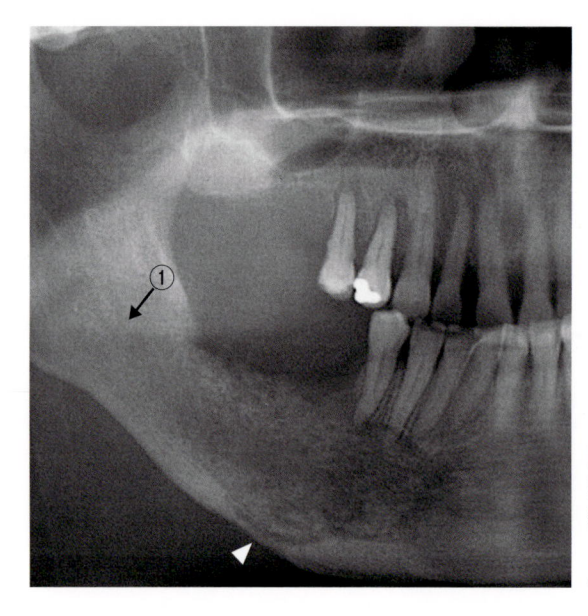

図❶　下顎右側大臼歯部に境界不明瞭、内部不均一な骨破壊像を認め、病変の近遠心方向の境界は不明。下顎管（①）の上下壁は確認困難、下顎骨下縁皮質骨は菲薄化を示す（矢尻）

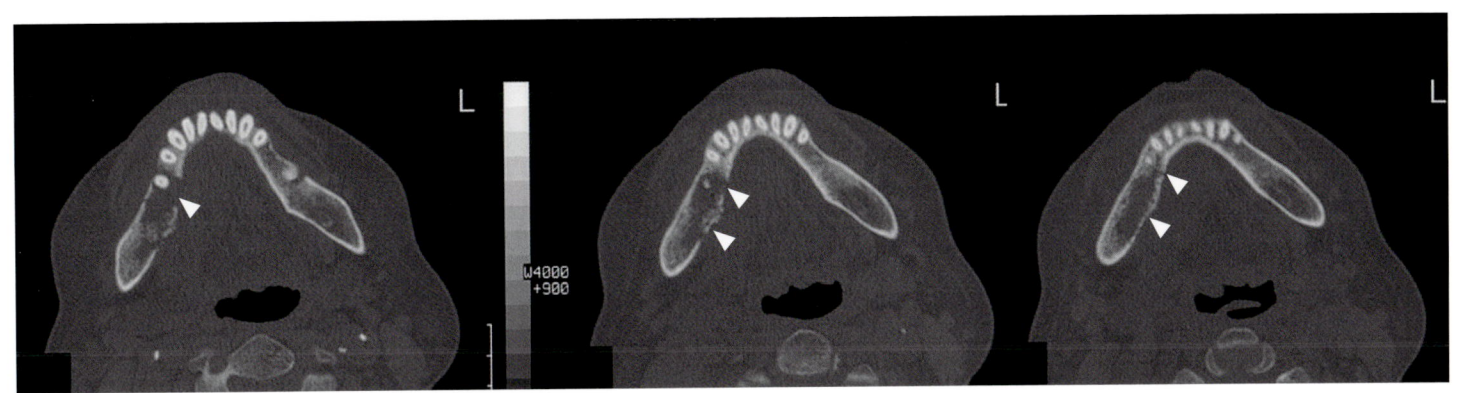

図❷　軸位断像（硬組織表示）：下顎右側臼歯部顎骨頰舌側皮質骨は消失、とくに舌側では皮質骨が不連続性を示す（矢尻）

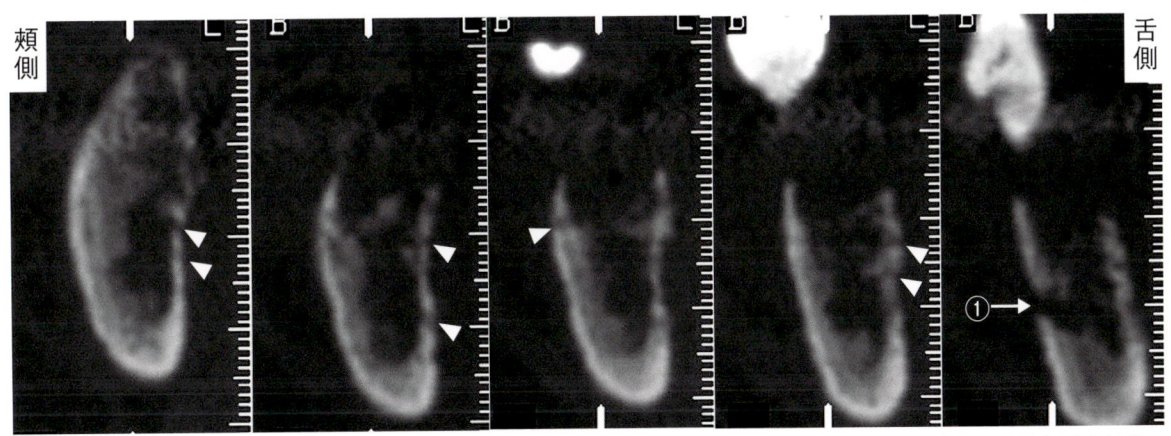

図❸　歯列頬舌断像：下顎枝から骨体部の頬舌側皮質骨は不連続性を示し（矢尻）、顎骨内に境界不明瞭な骨破壊像。下顎管壁および下顎管は確認困難だが、オトガイ孔（①）は確認できる

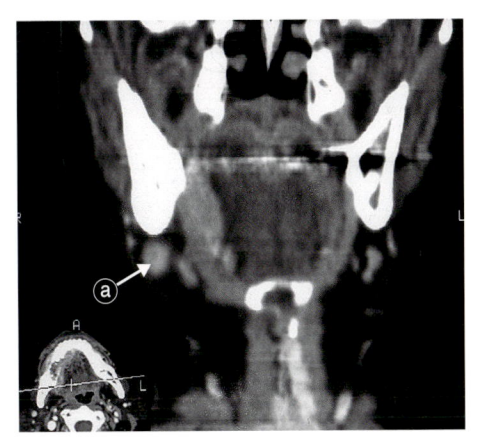

図❹　経静脈造影CT像（冠状断）：右側顎下リンパ節の腫脹を示す（ⓐ）。リンパ節転移を示し、悪性腫瘍であることがわかる

鑑別診断 パノラマX線写真 ──悪性腫瘍を見逃さないために

#16は悪性ではない → 鼻口蓋管嚢胞

■ 40歳　男性

パノラマX線画像所見：病変部は上顎右側小臼歯から前歯部である（図❶）。5┼2歯根と重複する。
　病変は境界明瞭、単胞性、上方への膨隆を示し、鼻腔底は挙上している。病変部に含まれる解剖構造として鼻腔前庭に切歯管があるが、切歯管側壁は確認できない。透過性病変内に含まれている歯に病変の原因となる所見がないことから、鼻口蓋管嚢胞（切歯管嚢胞）が疑われる。

CT画像所見：

- 軸位断像（硬組織表示、図❷）；上顎右側小臼歯部から前歯部にかけて、境界明瞭、単胞性で内部均一な低密度像を認める。病変は唇側および口蓋側へ膨隆していることから、悪性病変は否定できる。
- 軸位断像（軟組織表示、図❸）；病変内部は周囲組織に比べ低密度像（黒）を示し、内部性状は水分に近く、嚢胞が考えられる。
- 歯列頬舌断像（図❹）；再構成像で詳細な病態を把握でき、鼻腔底の菲薄化や上方へ凸弯（挙上）、口蓋側への膨隆を確認でき、病変は切歯管を取り込んでいることがわかる。

＊

本病変は典型的な鼻口蓋管嚢胞である。これほど大きくなる前にパノラマX線像・口内法像で検出できるので、早期発見し、加療することが望ましい。

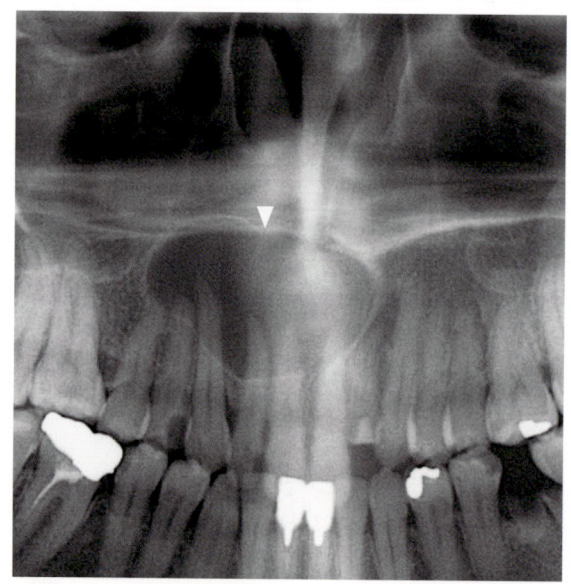

図❶　5┼2根尖部に重複する単胞性の透過像を認め、切歯孔、切歯管側壁は消失している。鼻腔底の挙上を認める（矢尻）

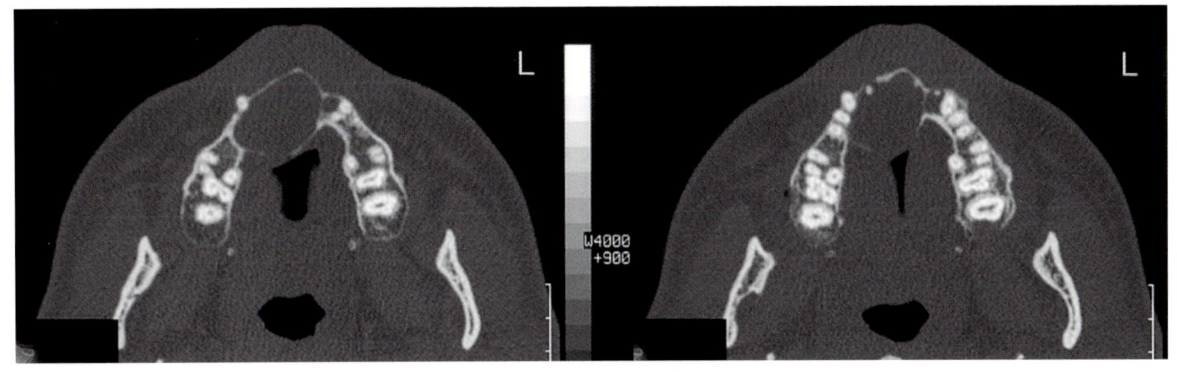

図❷ 軸位断像（硬組織表示）：唇側皮質骨の菲薄化、口蓋側歯槽突起皮質骨の膨隆と菲薄化を伴い、切歯管壁は消失している

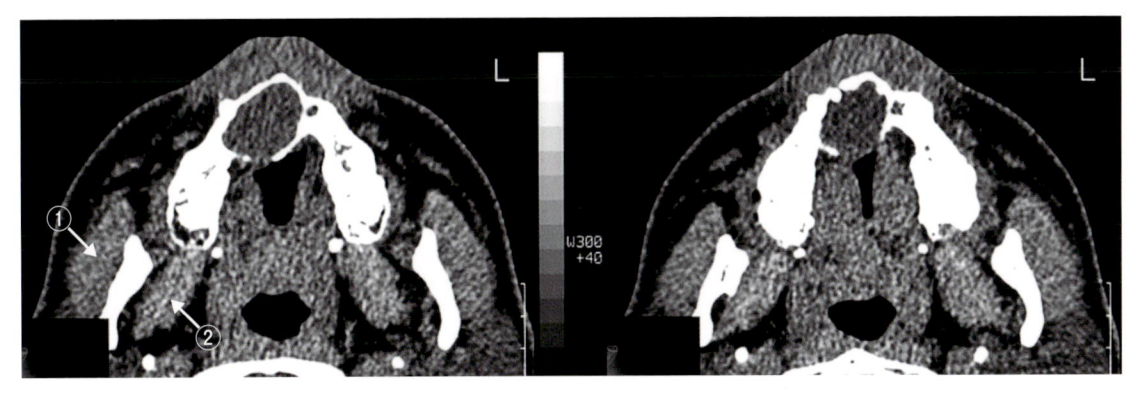

図❸ 軸位断像（軟組織表示）：上顎前歯部に口蓋側への膨隆を示す、内部均一な低密度像を認める
①咬筋　②内側翼突筋

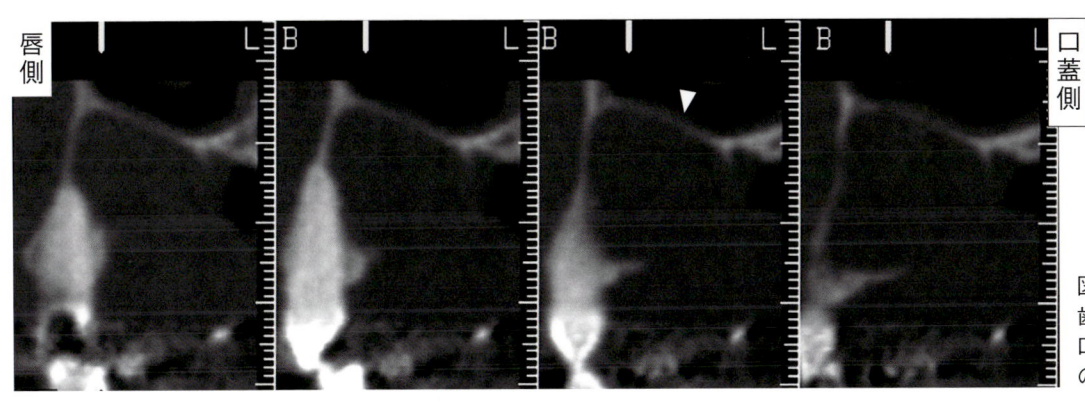

図❹ 歯列頰舌断像（矢状断）：病変内の歯根に歯根吸収はない。唇側歯槽突起皮質骨の菲薄化、口蓋側皮質骨の消失と腫瘤性病変（低密度像）の突出、鼻腔底の菲薄化と挙上（矢尻）を認める

鑑別診断 パノラマX線写真──悪性腫瘍を見逃さないために　69

#17は悪性ではない ⋯⋯▶ 石灰化嚢胞性歯原性腫瘍

■ 14歳　女子

パノラマX線・デンタルX線画像所見：病変部は上顎右側小臼歯から前歯にかけてである（図❶）。

5〜1」の根尖と重複する境界明瞭、単胞性の透過像を認め、病変の辺縁から中心に向かい不均一な不透過像を伴い、病変近心（正中寄り）に歯牙腫様の塊状不透過像を認める。病変の境界が明瞭なことと年齢から良性腫瘍と考える。

口内法X線像で歯牙腫様構造は詳細に把握することができる（図❷）。病変が大きいと境界部は把握しにくい場合もあるが、病変近心部に辺縁不整の不透過性の塊状物を確認でき、この所見は本病変の特徴である。また、2」内に不透過を認め、これは歯内歯である。歯内歯は盲孔が深くう蝕になりやすく、歯髄壊死から歯根嚢胞を生じるときがあり、病変周囲に歯根嚢胞の原因歯がある場合は鑑別を要する。しかし、歯根嚢胞の場合には内部に不透過像を伴わない。嚢胞内に不透過性（石灰化）の構造物を有する場合は良性腫瘍と判断する。

CT画像所見：

- 軸位断像（図❸）、歯列頬舌断像（図❹）；上顎右側小臼歯から犬歯部の頬側皮質骨の膨隆、菲薄化を示し、近心側に辺縁不整な高密度像を認める。
- 三次元画像（図❺）；上顎骨の陥凹と病変内の歯根が描出されている。

MR画像（図❻❼）：T2強調像（軸位断）で、病変内部は高信号像（白）を示し、正中寄りに低信号像（黒）を認める。同部はT1強調像では低信号像（黒）を示している。このような所見は内容物があきらかに液状成分であり、水に近い内溶液の充満を意味する。

＊

本症例は非常に稀な疾患ではあるが、典型的画像所見を示す石灰化嚢胞性歯原性腫瘍である。

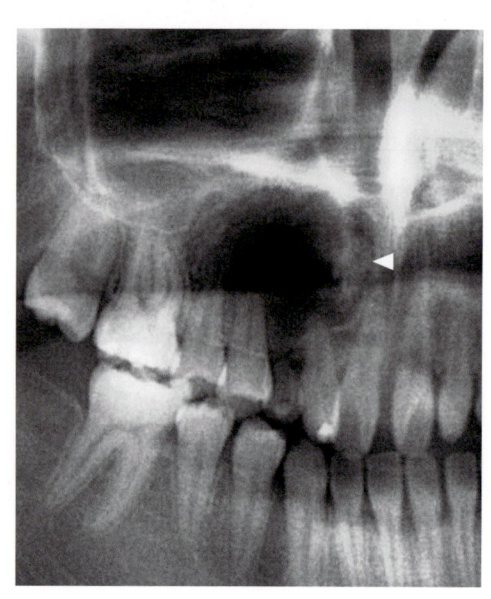

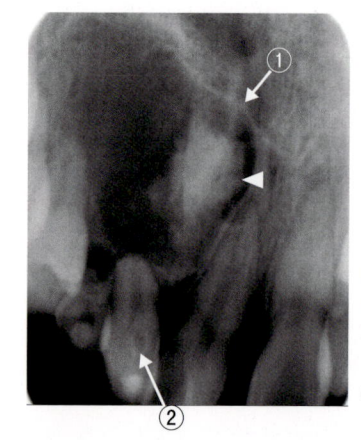

図❷　鼻腔壁（①）に近接する歯と同等の不透過性塊状物（矢尻）を認める
②歯内歯

図❶　5」歯根から1」近心側に及ぶ境界明瞭、単胞性の透過像を示し、3」は欠損しC」が残存、病変近心側に辺縁不整な不透過像を認める（矢尻）

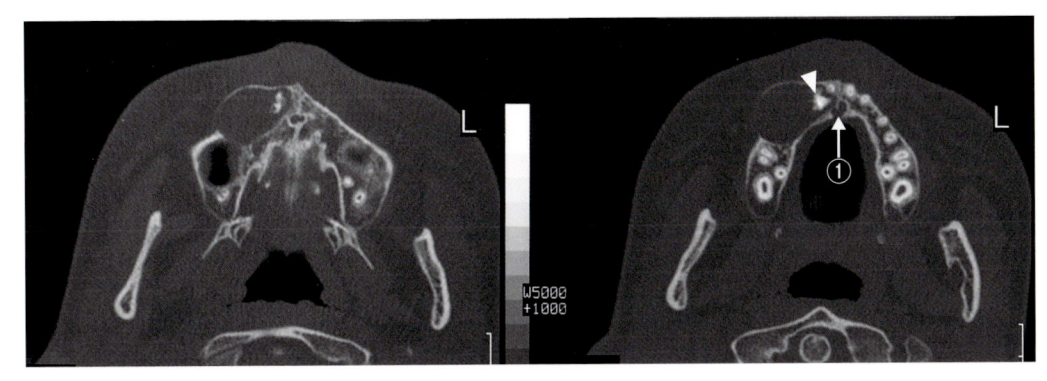

図❸ 軸位断像（硬組織表示）：上顎右側小臼歯部顎骨は頬側へ膨隆し、皮質骨は菲薄化、切歯管（①）の近位に高密度像を認める（矢尻）

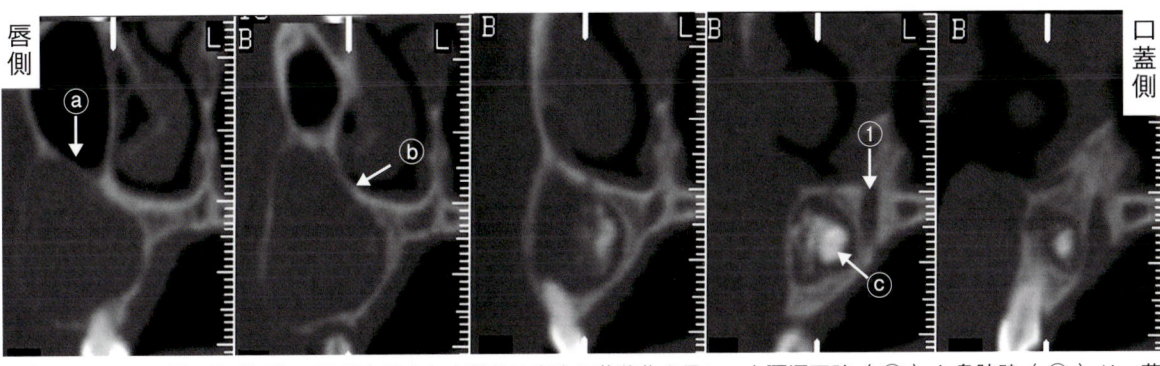

図❹ 歯列頬舌断像（矢状断）：唇側歯槽突起皮質骨は膨隆と菲薄化を示し、上顎洞下壁（ⓐ）と鼻腔壁（ⓑ）は、菲薄化、切歯管（①）に近接して辺縁不整、内部不均一な高密度像（ⓒ）を認める

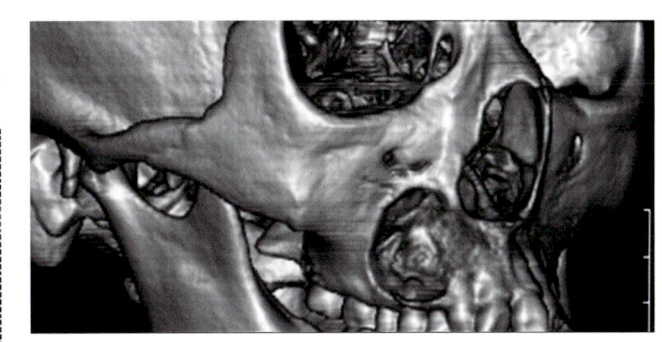

図❺ 三次元画像表示（頬側面観）：上顎右側小臼歯部から前歯部の顎骨は陥凹している

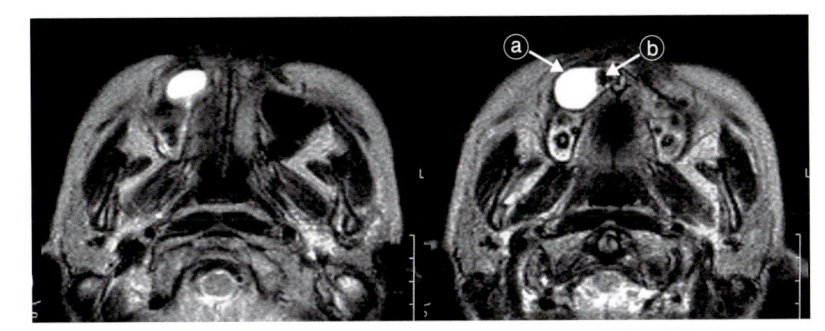

図❻ MR軸位断像（T2強調像）：上顎右側小臼歯部から前歯部の顎骨は膨隆し、内部均一な高信号像（ⓐ）、近心部に低信号像（ⓑ）を認める

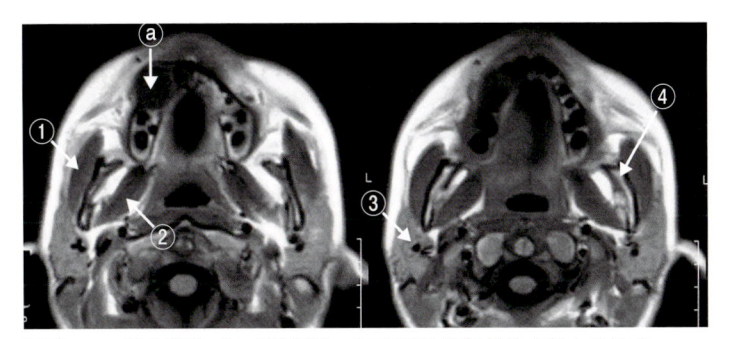

図❼ MR軸位断像（T1強調像）：病変部は低信号像（ⓐ）を示す
①咬筋　②内側翼突筋　③耳下腺　④下顎枝

鑑別診断 パノラマX線写真 ——悪性腫瘍を見逃さないために　71

#18は悪性ではない ⟶ 歯根肉芽腫

■62歳　男性

パノラマX線画像所見：病変部は下顎右側小臼歯から犬歯部である（図❶）。

$\overline{5～3}$根尖部を含む、境界明瞭、一部波状の辺縁を伴う透過像を認め、$\overline{4}$と$\overline{3}$の歯根離開を伴う。

このような所見は、良性腫瘍の特徴的画像所見であり、その中でも角化嚢胞性歯原性腫瘍を疑った。病理診断では歯根肉芽腫であり、画像診断と病理診断とが一致しなかった症例である。

CT画像所見：

- 軸位断像（硬組織表示、図❷）；下顎右側犬歯から小臼歯部、頬側皮質骨の消失を示す。
- 歯列頬舌断像（図❸）；病変は$\overline{4}$の歯根膜腔と連続し、頬側への顕著な膨隆を示す。頬側皮質骨の菲薄化、舌側皮質骨の軽度の肥厚と病変下方辺縁部に骨硬化を認める。病変周囲の骨硬化は炎症の特徴的画像所見で、炎症性嚢胞が疑われる。
- 三次元画像（図❹）；顎骨の頬側皮質骨の欠損、病変内部に歯根を認めるが、病変の性状はわからない。

＊

本症例は$\overline{4}$の中心結節の先天異常を認め、同部から破折し、歯髄壊死を起こしたことが原因と考えられた。口腔内診査でう蝕も少なく、歯内療法などの処置歯がないことから、画像のみでの診断が非常に難しく、臨床所見（視診や歯髄検査）からの情報とつき合わせないと、診断が困難な症例である。

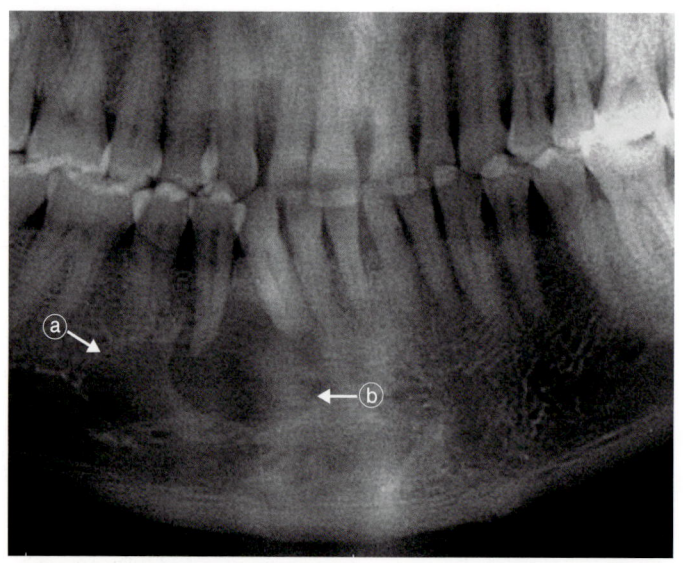

図❶　$\overline{5～3}$根尖部に及ぶ境界明瞭、単胞性の透過像を2つ認める（ⓐ、ⓑ）。$\overline{4|3}$は歯根離開を示す

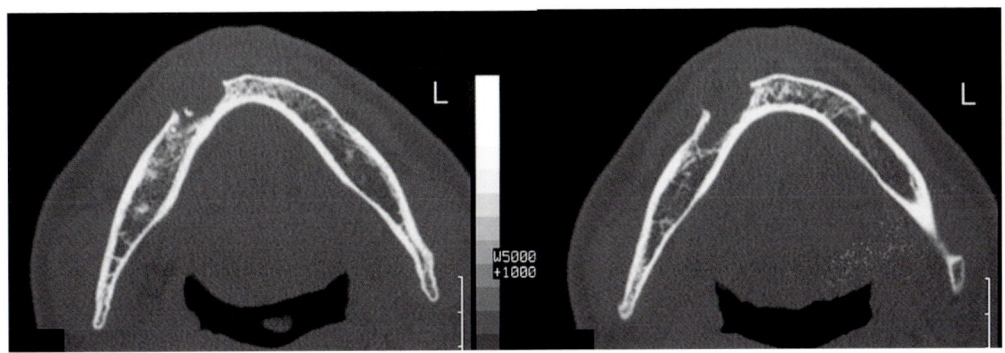

図❷ 軸位断像（硬組織表示）：下顎右側犬歯部から小臼歯部頬側皮質骨は消失し、低密度像を示す

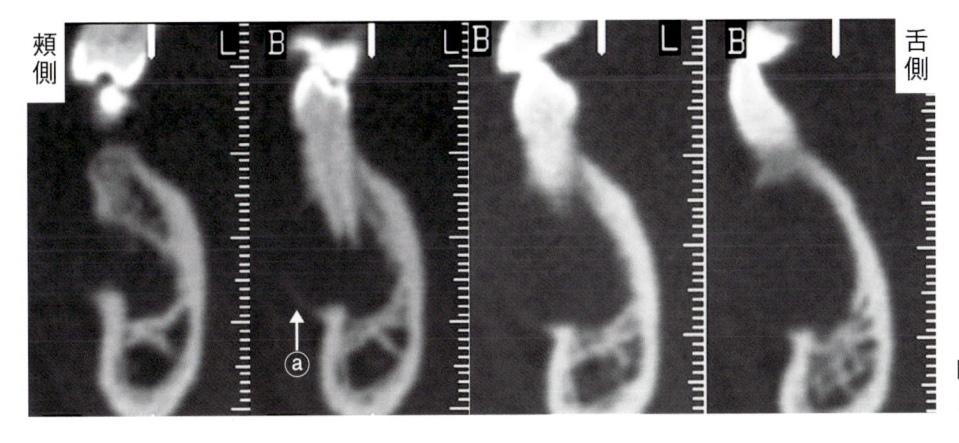

図❸ 歯列頬舌断像：頬側皮質骨は膨隆し、菲薄化（ⓐ）と一部消失を示す

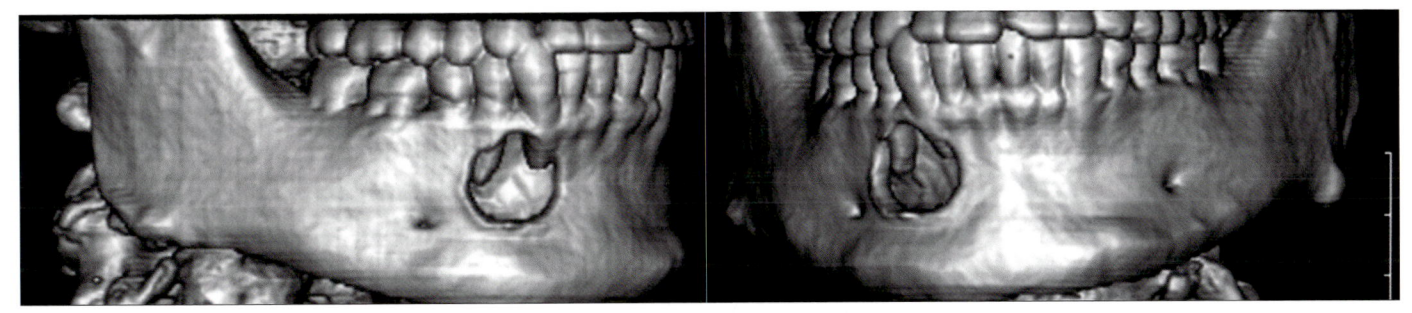

図❹ 三次元画像表示（側面観、正面観）：4 3根尖部周囲は円形に骨吸収し、根尖部が描出されている。パノラマ像の2つの透過像の1つが頬側皮質骨の消失が著明であったことがわかる

#19は悪性ではない ……> 含歯性嚢胞

■25歳　女性

パノラマX線画像所見：病変部は上顎前歯部から左側大臼歯部である（図❶）。

1⏌の上方に埋伏過剰歯を認め、この過剰歯を含み、上顎正中から左側大臼歯部に及ぶ境界明瞭、単胞性の透過性病変を認める。左側上顎洞内側壁、下壁は一部消失している。⏌2 3の歯根が遠心に傾斜（偏位）しているが、病変内には過剰歯以外の不透過像を認めないため、過剰歯が原因の含歯性嚢胞を疑った。

歯の移動や骨膨隆は良性腫瘍の特徴的所見であるが、上顎では下顎より皮質骨は菲薄で、歯の支持骨（海綿骨）が粗であるため、嚢胞でもこのような状態になる傾向がある。

症例16、17のように上顎骨内の病変で、頬側への著明な膨隆は、良性腫瘍、嚢胞のどちらにも認められる所見である。

CT画像所見：

■ 軸位断像（軟組織表示、図❷）；左側上顎洞は全体的に膨隆し、洞内部に低密度像の充満を認める。前壁から後壁は部分的頬側に膨隆し、菲薄化している。上顎洞内全域に拡大した嚢胞であることが理解できる。

■ 三次元画像（図❸）；病変の範囲については立体的に把握できるが、膨隆して菲薄化した骨は描出できていない。

＊

本症例は非常に大きい病変であるが、典型的な含歯性嚢胞の1例である。

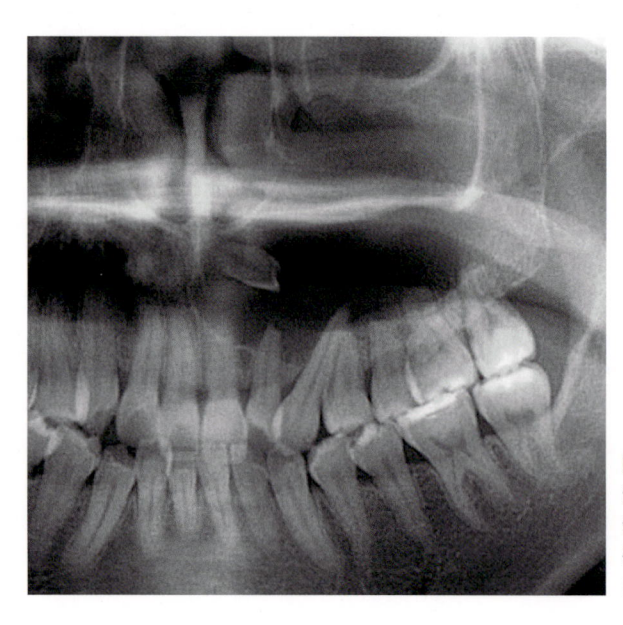

図❶　上顎正中部から左側大臼歯根尖部に及ぶ境界明瞭、単胞性で透過像内部に過剰歯を認める。左側上顎洞内側壁、下壁は不明瞭である。病変の上縁がどこなのかは不明である

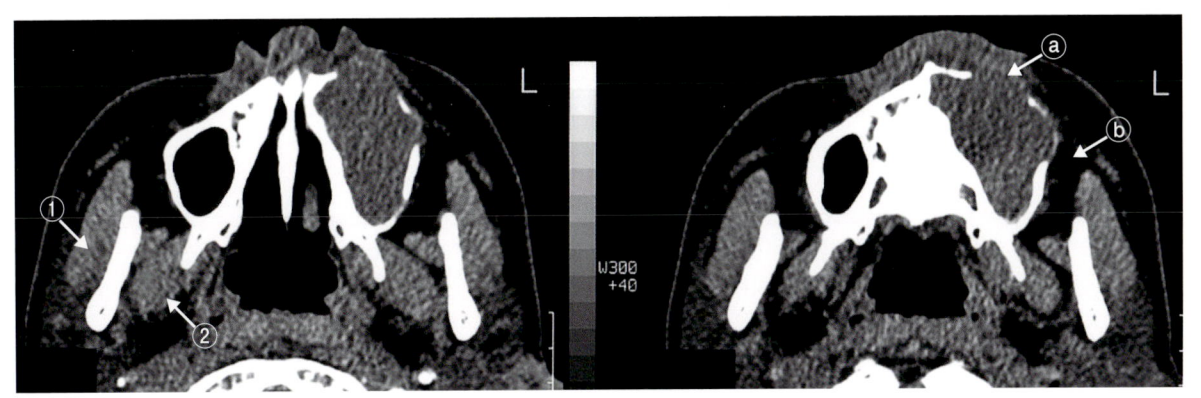

図❷ 軸位断像（軟組織表示）：左側上顎洞内に低密度像が充満し、上顎洞前壁（ⓐ）、後壁（ⓑ）の一部は消失している
①咬筋　②内側翼突筋

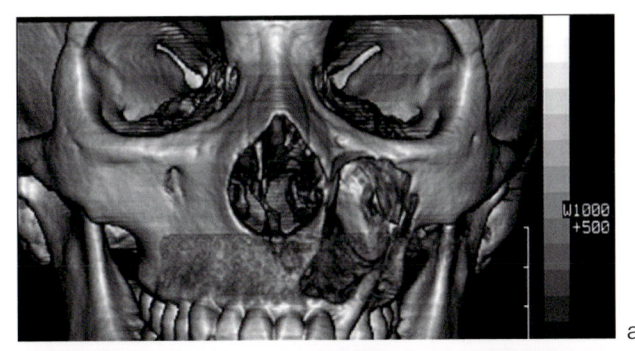

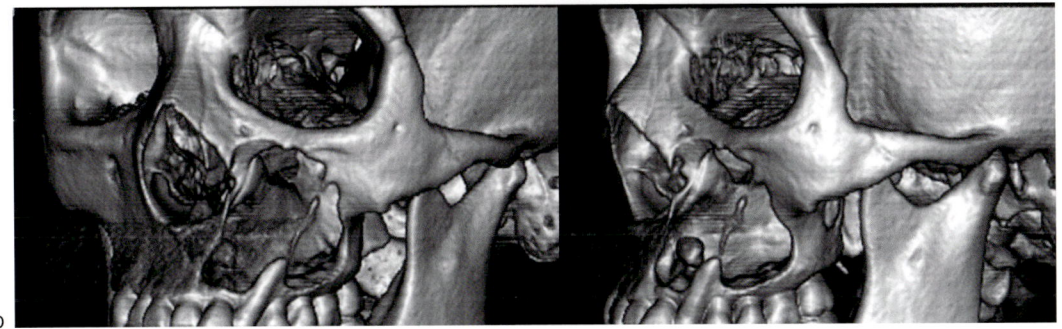

図❸ 三次元画像表示（a；正面観　b、c；側面観）：左側上顎骨は広範囲に消失し、病変の上縁は眼窩縁に近接、左側眼窩下孔は消失している。|3歯根が遠心傾斜し、|2根尖上方に過剰埋伏歯を認める

#20 は 悪性 ……▶ 扁平上皮癌

■41歳　男性

パノラマX線画像所見：病変部は上顎右側臼歯部である（図❶）。

右側上顎洞内は左側に比べて、上顎洞全体の不透過性の亢進を認める。左側上顎洞は大きく、上顎洞下壁が歯槽頂と近接しているが、右側上顎洞下壁は消失している。

この所見から上顎洞由来の悪性腫瘍を疑い、病理診断は扁平上皮癌の症例である。

CT画像所見：
- 軸位断像（硬組織表示、図❷a）；上顎右側臼歯部根尖周囲の上顎洞壁は消失している。
- 軸位断像（軟組織表示、図❷b）；上顎右側臼歯部上方の上顎洞内に低密度像を認め、病変は頰側軟組織内へ膨隆、浸潤している。
- 前頭断像（図❸）；右側上顎洞下壁から後壁にかけて、境界不明瞭で広範な骨破壊を認める。7｜周囲歯槽突起は消失し、上顎洞内に病変が充満し、含気部上方では洞粘膜の肥厚と、胞巣状を呈する貯留物の存在が描出されている。

右側自然孔の閉塞を認め、上顎洞疾患にかかわる症状が出現することが予想される。

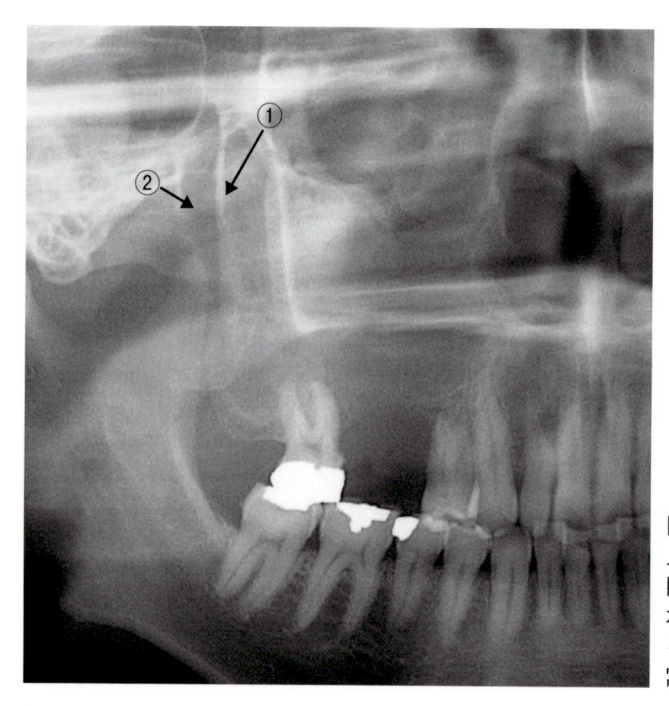

図❶　上顎右側臼歯部歯槽突起、右側上顎洞下壁（欠損部付近）は、境界不明瞭に消失している
右側上顎洞内は不透過性が亢進している。右側上顎洞後壁（①）と翼口蓋窩（②）は確認できる

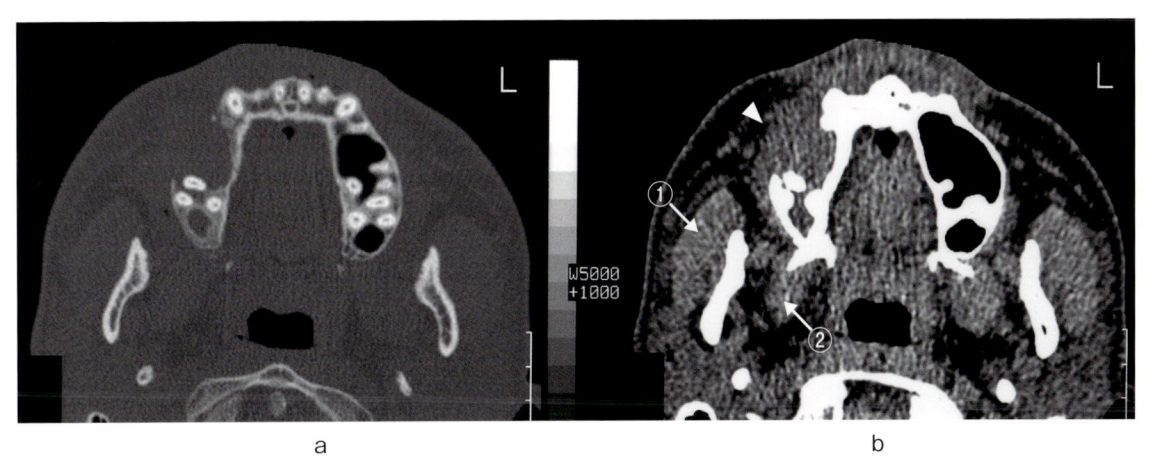

図❷ 軸位断像（a；硬組織表示　b；軟組織表示）：上顎右側臼歯部歯槽突起と上顎洞前壁の一部は消失し（a）、右側上顎洞内と7┘歯根周囲に低密度像を認め、頬側へ境界不明瞭に浸潤している（矢尻、b）
①咬筋　②内側翼突筋

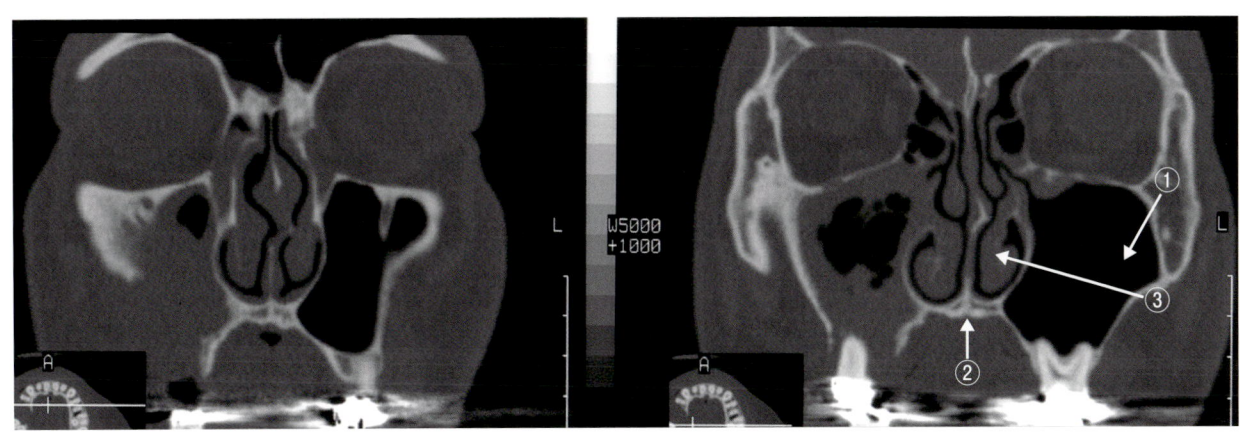

図❸ 前頭断像（硬組織表示）：右側上顎洞内に内部均一な低密度像を認め、上顎右側歯槽突起は境界不明瞭に消失、7┘周囲上顎洞下壁は消失している。右側自然孔は閉塞している
①正常な左側上顎洞　②鼻腔底（硬口蓋）　③下鼻甲介

鑑別診断 パノラマX線写真　——悪性腫瘍を見逃さないために　77

#21は悪性ではない ┈┈> 歯原性粘液腫

■73歳　男性

パノラマX線画像所見：病変部は上顎左側臼歯部である（図❶）。

上顎左側小臼歯部から大臼歯部の歯槽突起に境界不明瞭な骨吸収を認め、同部の上顎洞下壁は境界不明瞭に消失している。所見から、悪性腫瘍と診断したが、病理診断は歯原性粘液腫であり、良性腫瘍の症例である。

CT画像所見：

- 軸位断像（硬組織表示、図❷）：上顎左側臼歯部頰側歯槽突起に辺縁不整な骨吸収を認め、病変内の根尖周囲歯槽突起も消失している。
- 前頭断像（図❸）：|6 は浮遊歯状態であるが、左側上顎洞下壁は挙上され、連続性が確認できることから、悪性腫瘍の所見とは矛盾する。

このため、病理検査の実施前に画像所見は良性病変に変更し、パノラマX線を再度検討すると、小臼歯部の病変内部に歯原性粘液腫でいう「クモの巣状」「樹枝状」のトゲのような構造物を認め、海綿骨の骨梁構造の残存を疑い、歯原性粘液腫と診断した。

*

上顎大臼歯部の病変は、良性と悪性の鑑別が困難なことがある。

悪性を良性と誤診することは避けなければならないが、良性を悪性と間違えるということは、ある程度やむを得ない症例もある。

パノラマX線写真はスクリーニング検査として用いるが、画像診断としての限界がある。実際に日常診療のなかで、自分たちが考えた診断と違う傾向が出てきた際は、何度も見直しながら診断を考えることが重要である。

また、X線写真診断では1人ではなく、多くの人で同じ症例を検討することも大切である。

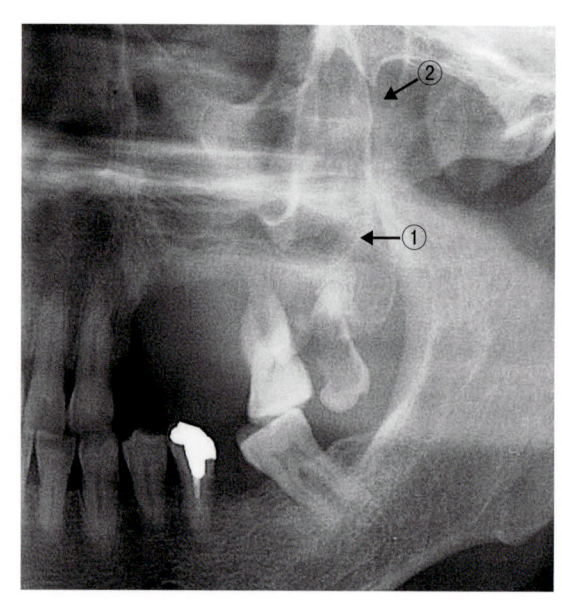

図❶　上顎左側臼歯部歯槽突起、左側上顎洞下壁（欠損部付近）は境界不明瞭である。左側上顎洞後壁（①）と翼口蓋窩（②）は確認できる

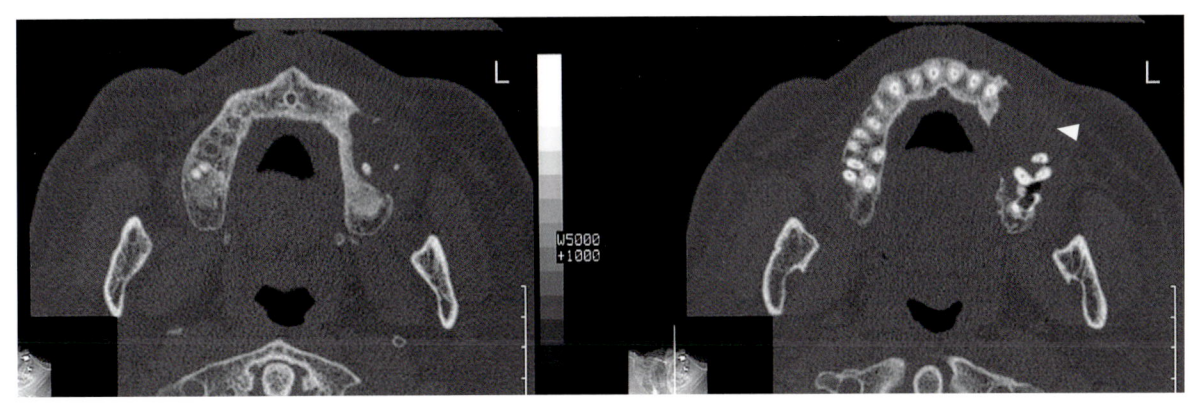

図❷ 軸位断像（硬組織表示）：上顎左側臼歯部頬側歯槽突起は消失し、|6歯根周囲に低密度像を認め、頬側へ膨隆を疑う（矢尻）

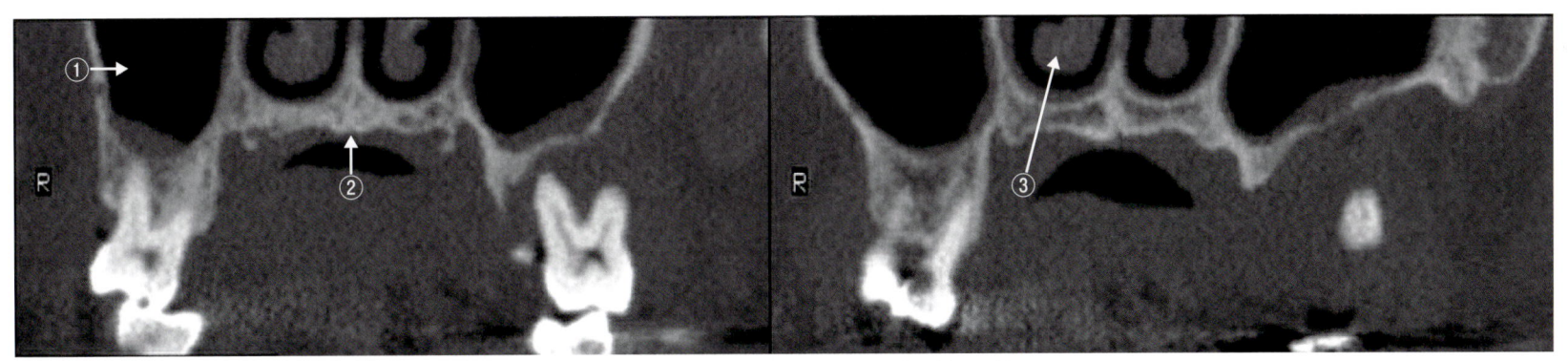

図❸ 前頭断像（硬組織表示）：左側上顎臼歯部歯槽突起は境界不明瞭に消失、|6周囲上顎洞下壁の挙上を伴い、膨隆性の腫瘍性病変の存在が疑われる
①正常な右側上顎洞　②鼻腔底（硬口蓋）　③下鼻甲介

#22は悪性ではない ⋯⋯> エナメル上皮腫

■ 55歳　男性

パノラマX線画像所見：病変部は下顎左側臼歯部である（図❶）。

下顎左側臼歯部に境界明瞭、内部均一な類円形の透過像を2つ並んで認める。4 5 6の歯根は鋭利な歯根吸収を示し、4 5は歯根離開、左側下顎管壁は一部消失している。

これらの所見から多胞性を呈する良性腫瘍と考えて、エナメル上皮腫と診断した。画像としては典型的な症例である。

CT画像所見：

- 軸位断像（硬組織表示、図❷）；下顎左側臼歯部頬側皮質骨は広範に消失、菲薄化し、頬側に膨隆している。

下顎骨内の良性腫瘍は、唇側・頬側に膨隆しやすい傾向がある。ただし、口蓋部、上顎前歯では、舌側に膨隆するという特徴があるので、注意が必要である。

- 軸位断像（軟組織表示、図❸）；病変内部は筋肉とほぼ同等かやや低密度像を示し、頬側への膨隆を伴う、充実性の腫瘍性病変の可能性が高いと診断できる。

MR画像所見：

- 軸位断像（T1強調像、図❹）；下顎左側臼歯部頬側へ膨隆する病変の概形が観察でき、筋肉よりやや信号強度は低い。
- 軸位断像（脂肪抑制T2強調像、図❺）；病変内部は均一で、高信号像を示す。
- 冠状断像（脂肪抑制T2強調像、図❻）；病変は顎骨から頬部に進展、腫大しているのがわかる。

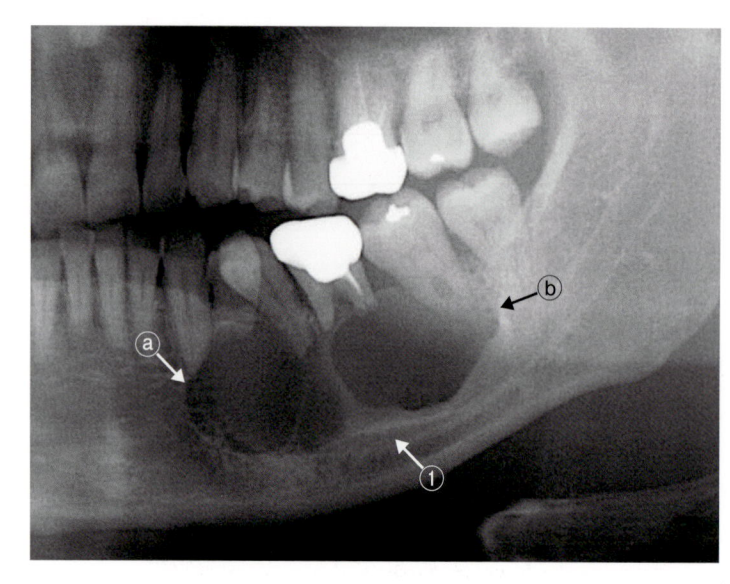

図❶ 3〜7根尖部を含む境界明瞭、単胞性の透過像を2つ認め（ⓐ、ⓑ）、4 5 6根尖部の歯根吸収を認める。下顎管は下方への偏位を示す（①）

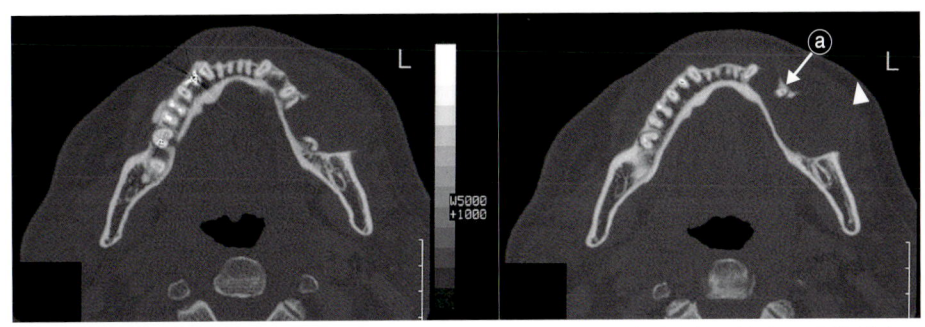

図❷ 軸位断像（硬組織表示）：下顎左側犬歯部から臼歯部頬側歯槽突起は消失し、5根尖部の頬側への移動（ⓐ）と、病変の頬側への膨隆を疑う（矢尻）

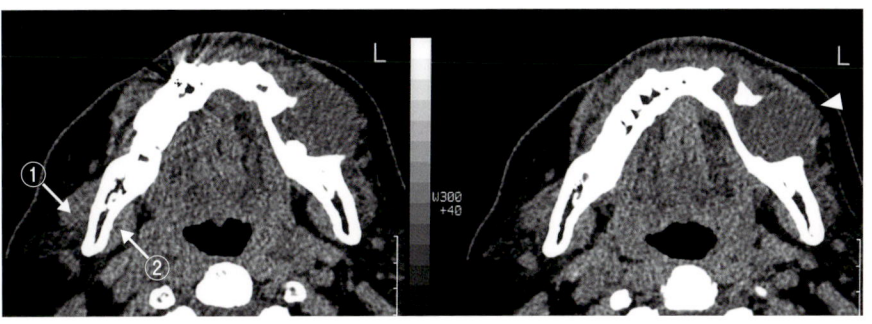

図❸ 軸位断像（軟組織表示）：下顎左側犬歯部から臼歯部にかけての低密度像は頬側へ著明な膨隆を示し（矢尻）、頬側脂肪層を含め腫脹している。①咬筋 ②内側翼突筋

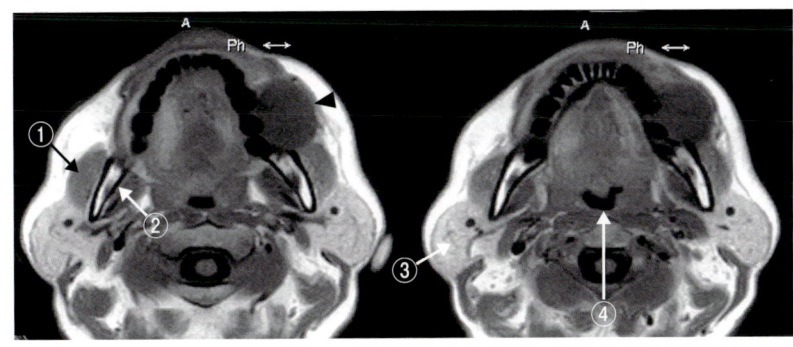

図❹ MR軸位断像（T1強調像）：下顎左側臼歯部頬側に膨隆する低信号像を示す（黒矢尻）。①咬筋 ②内側翼突筋 ③耳下腺 ④口咽頭腔

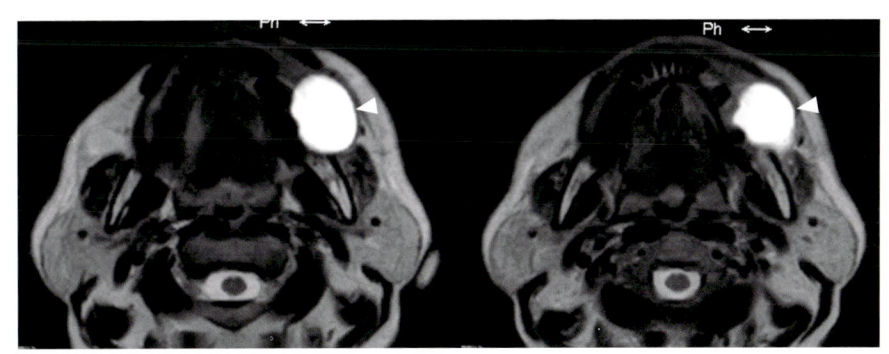

図❺ MR軸位断像（脂肪抑制T2強調像）：下顎左側臼歯部に頬側へ膨隆する高信号像を認め（矢尻）、境界は明瞭で病変の範囲を把握しやすい

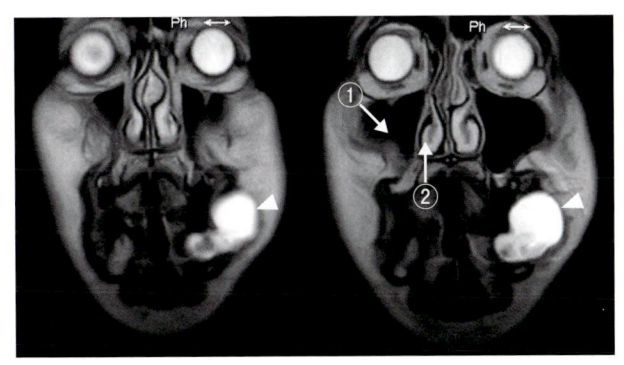

図❻ MR冠状断像（脂肪抑制T2強調像）：下顎左側顎骨内から膨隆する境界明瞭な高信号像を認め（矢尻）、頬側および上方へ病変の進展を示す
①上顎洞 ②下鼻甲介

鑑別診断 パノラマX線写真 ──悪性腫瘍を見逃さないために 81

#23 は悪性ではない ……▶ 慢性骨髄炎

■64歳　男性

パノラマX線画像所見：病変部は下顎右側臼歯部である（図❶）。

下顎右側臼歯部の歯槽頂部に境界不明瞭、内部不均一な透過像、病変上縁には残根を疑う不透過像を認める。

下顎管を左右で比較すると、左側に比べて右側下顎管管壁の一部は明瞭で、管壁の断裂は認めない。下顎管の明瞭化は、周囲海面骨の骨硬化を意味する。悪性腫瘍の場合には下顎管は管壁が消失し、骨髄炎の場合には飛び飛びに断裂したように吸収するのが一般的な画像所見である。

この症例では、下顎管壁の破壊がなく、骨硬化していることから慢性骨髄炎と診断した。

骨髄炎は慢性的に経過し、無症状の場合もあるので、診断については十分に注意し、感染源を早期に除去することが重要である。

CT画像所見：

- 軸位断像（硬組織表示、図❷）；下顎右側臼歯部頬側の皮質骨は消失、一部に頬舌的な骨破壊を認める。病変の辺縁は不整、内部に残根または腐骨様の高密度像を認め、周囲の海綿骨は高密度像を示す。

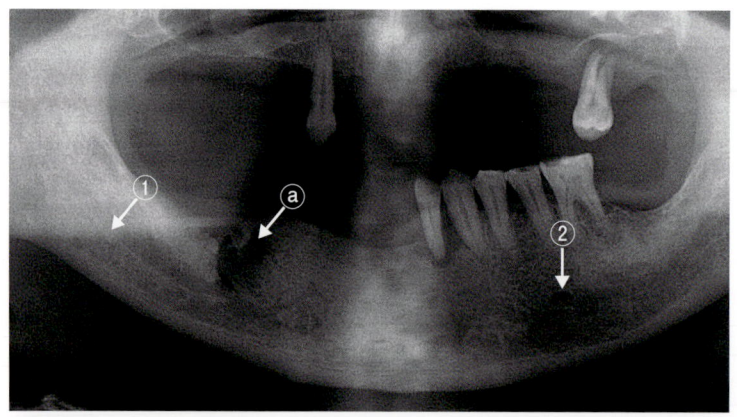

図❶　下顎右側臼歯部に境界不明瞭、辺縁不整な透過像を認め（ⓐ）、オトガイ孔は不明瞭であるが、周囲骨梁は不透過像を示し、下顎管は明瞭に描出されている（①）②左側オトガイ孔

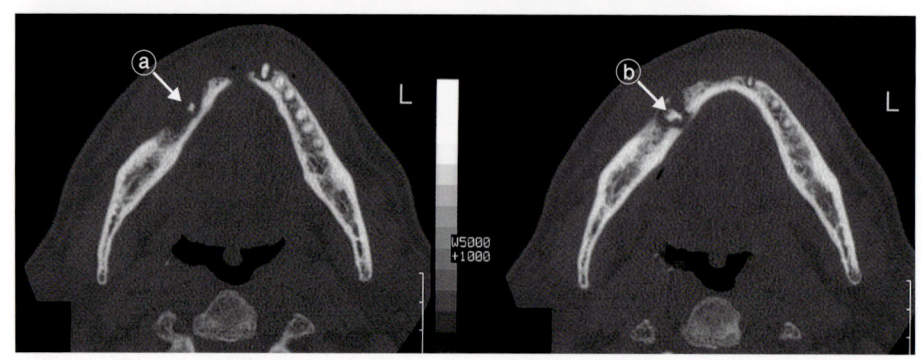

図❷　軸位断像（硬組織表示）：下顎右側臼歯部から前歯部にかけての頬側皮質骨は消失している（ⓐ）。小臼歯相当部に低密度像内に辺縁不整な高密度像（ⓑ）を認め、腐骨分離を示し、同部より遠心の骨梁は高密度像を示す

#24は悪性ではない ·····> 慢性骨髄炎

■75歳　男性

パノラマX線画像所見：病変部は下顎左側臼歯部である（図❶）。

|8周囲の歯冠部下方から根尖部に透過像を認め、智歯周囲炎が疑われる。さらに、周囲の骨梁の不透過性亢進を認め、下顎管が明瞭に描出されているので、下顎骨慢性骨髄炎と診断した。下顎管および下顎管壁の所見は、診断するうえで信頼性が高く、パノラマX線画像診断において重要な解剖構造である。

CT画像所見：
- 軸位断像（硬組織表示、図❷）：|8歯冠頬側および歯根頬側に辺縁不整な低密度像を認め、歯根外形も不整である。同部より遠心の骨梁は高密度像を示し、慢性骨髄炎と診断できる。

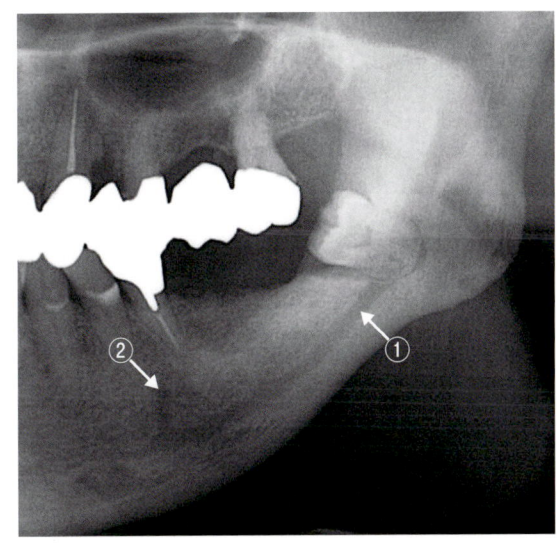

図❶　|8近心傾斜し、歯冠部周囲および歯根周囲に透過像を認め、下顎左側臼歯部から下顎枝部にかけては不透過性亢進を示す。そのため、|8歯根と重複する下顎管は明瞭に描出されている（①）
②オトガイ孔

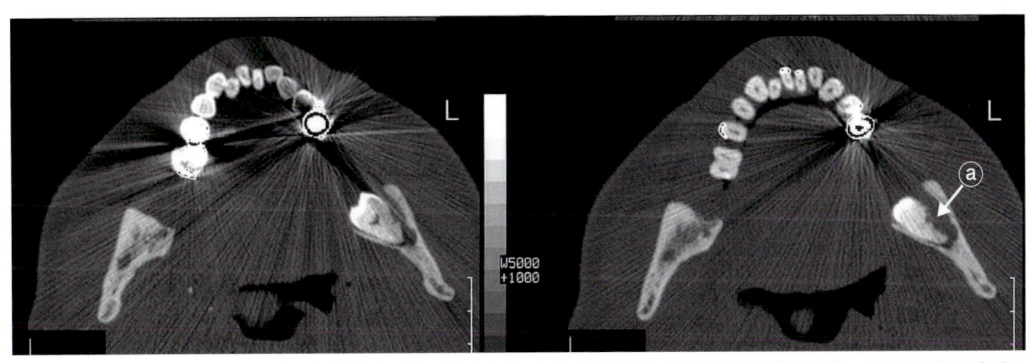

図❷　軸位断像（硬組織表示）：|8歯根頬側に低密度像（ⓐ）を認め、|8歯根外形は不整、周囲骨梁は高密度像を示す

#25は悪性ではない ┅┅> 慢性骨髄炎

■37歳　女性

パノラマX線画像所見：病変部は下顎左側臼歯部である（図❶）。

6⏌歯根膜腔は境界不明瞭に拡大し、周囲歯槽骨は不透過性の亢進を認める。左側下顎管とオトガイ孔は、右側と比較して明瞭に描出されている。下顎管の明瞭化は周囲顎骨全体の硬化によるもので、6⏌に起因する慢性骨髄炎と診断する。

CT画像所見：
- 軸位断像（硬組織表示、図❷）；下顎左側小臼歯部から大臼歯部にかけての海綿骨は高密度像で、顎骨内の骨硬化の進行を示している。

MR画像所見：軸位断像（T1強調像、図❸a）で下顎左側臼歯部の骨髄信号は低信号像（黒）を示し、T2強調像（図❸b）でも同部は低信号像を示す。

これらの所見から慢性骨髄炎と診断できる。

＊

MRIは骨髄炎の病変の範囲や状態を確認するのに有効である。

骨髄を画像化することをBone marrow imagingといい、骨髄炎においては、CTよりMRIのほうが診断能力が高いと考えられている。また、骨髄炎ではX線不顕期と言われる、X線写真上で病的所見が得られない時期があり、その場合はCTよりもMRIを活用することが望まれる。

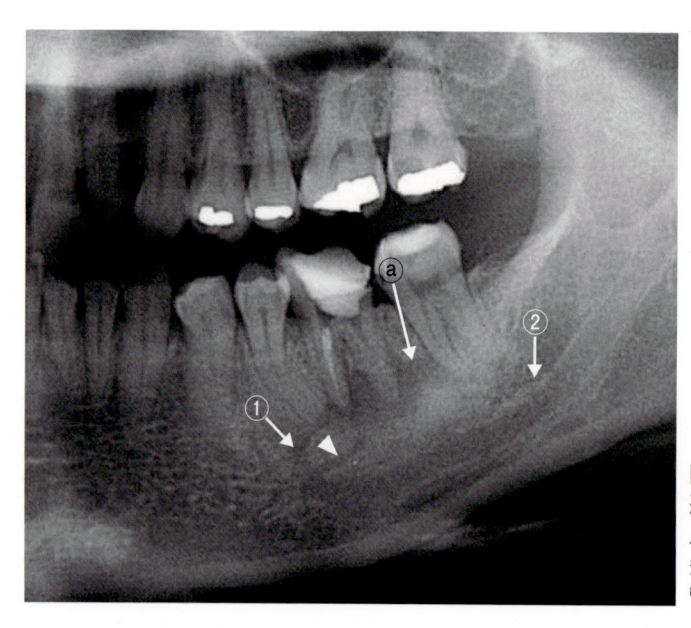

図❶　6⏌根尖部を含む境界不明瞭な透過像を認め（ⓐ）、オトガイ孔（①）は、上下に分岐が疑われる（副オトガイ孔：矢尻）。周囲骨梁は不透過像を示し、下顎管壁は明瞭に描出されている（②）

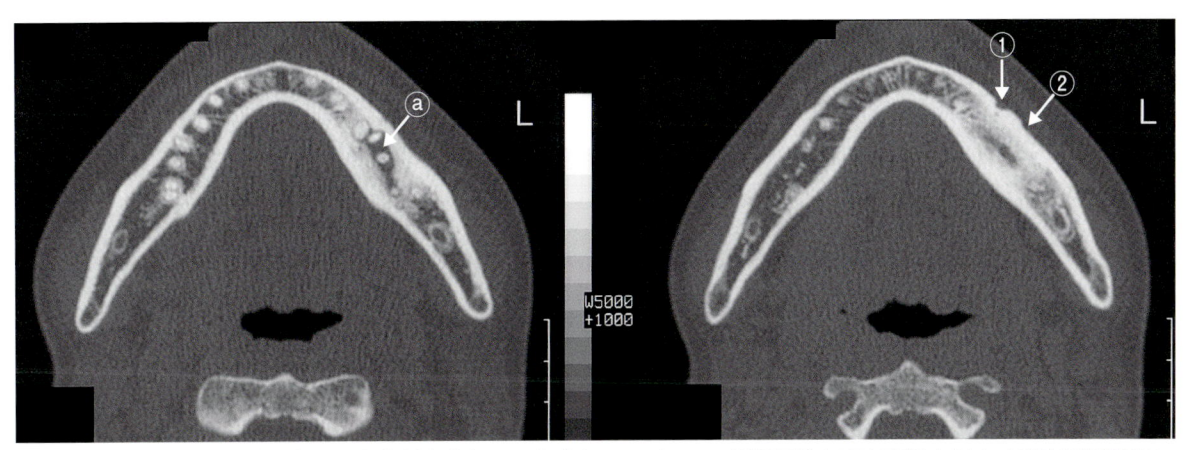

図❷　軸位断像(硬組織表示)：下顎左側犬歯部から臼歯部にかけては、辺縁不整な高密度像を示す。6̄根尖部周囲に低密度像を認める(ⓐ)
①オトガイ孔　②副オトガイ孔

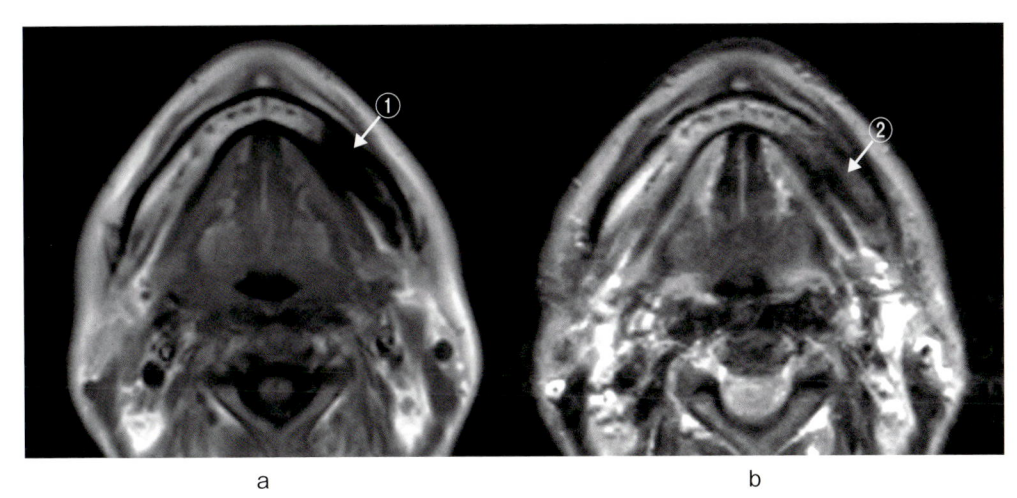

図❸　MR軸位断像(a；T1強調像　b；T2強調像)：T1強調像で下顎左側臼歯部の骨髄は低信号像を示し(①)、T2強調像では右側骨髄信号に比べ、内部不均一な信号低下を示す(②)

鑑別診断 パノラマX線写真 ——悪性腫瘍を見逃さないために

#26は悪性ではない ⋯⋯> 骨髄炎

■ 34歳　男性

パノラマX線画像所見：病変部は下顎左側臼歯部である（図❶）。

7⏌部周囲に境界不明瞭な透過像を認め、その直下に下顎管壁が明瞭に確認できる。病変周囲の顎骨が骨硬化しているため骨髄炎と診断する。

通常、下顎管は上壁のほうが下壁より描出されにくい。なぜならば、下顎管周囲に皮質骨はなく、海綿骨が少し緻密になっているだけで、下顎管壁と呼べるほどの構造を有していないこともある。加えて、下顎管上壁から歯に向かって、血管、神経（栄養管）が多く分布し、上壁は多孔構造のため、明瞭に描出されないことがある。

CT画像所見：
- 軸位断像（硬組織表示、図❷）；下顎左側臼歯部舌側皮質骨は消失、海綿骨全体の硬化（高密度化）を認め、パノラマ画像より骨破壊の状態が重症なことがわかる。
- 歯列頬舌断像（図❸）；7⏌歯根周囲の頬側皮質骨、舌側皮質骨は消失しているが、病変は下顎管まで及んでいない。

CTを見る際、骨髄炎と慢性根尖性歯周炎の歯の周りの反応性骨硬化は、下顎管の上方までか、下方に及ぶかの違いがある。病理像ではほぼ同じ所見であるが、根尖病変が広範囲に渡ったもの、つまり下顎管下方に及んだ場合は、骨髄炎と診断できる。

MR画像所見：
- 軸位断像（T1強調像、図❹）；下顎右側骨体部骨髄信号は高信号像（白）で、左側骨髄信号は低信号像（黒）を示す。
- 軸位断像（脂肪抑制：STIR、図❺）；下顎左側臼歯部の骨髄は、黒ではなく白（高信号）くなっている。

これらの画像所見は骨髄炎の典型であり、炎症の範囲が明瞭に描出される。また、両側頸部リンパ節の腫脹も確認できる。

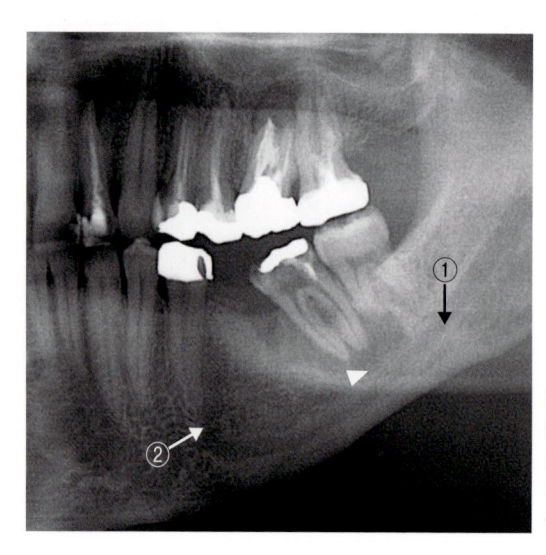

図❶　6⏌欠損、7⏌近心傾斜し、歯根膜腔と連続する境界不明瞭な透過像を認め、下顎管壁に近接し（矢尻）、下顎管は明瞭に描出されている（①）。犬歯、小臼歯は長根歯の様相を示す
②オトガイ孔

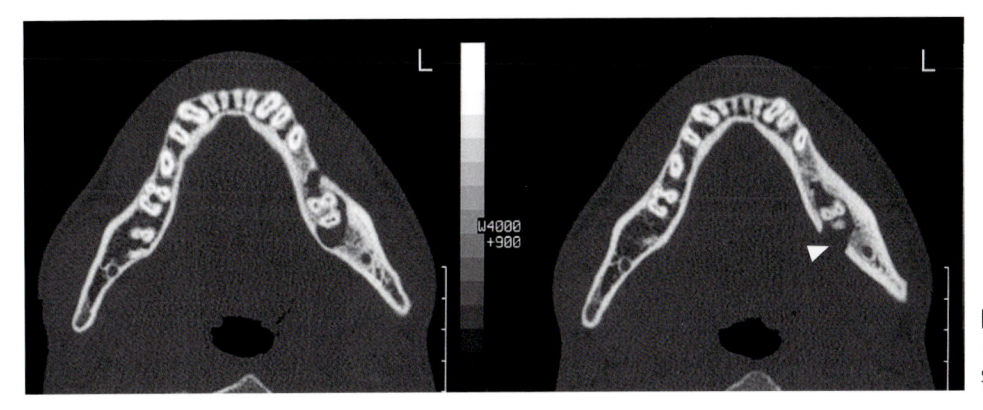

図❷ 軸位断像（硬組織表示）：|7歯根周囲に低密度像を認め、同部舌側皮質骨は消失（矢尻）、周囲骨梁は高密度像を示す

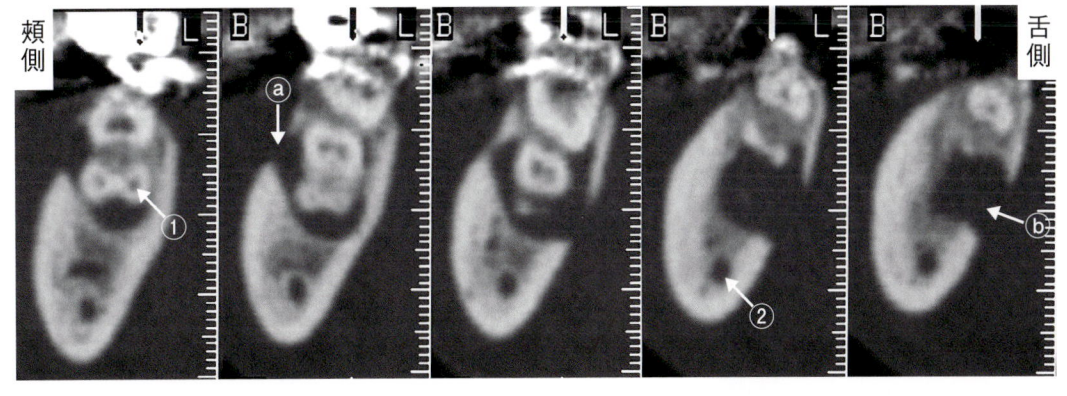

図❸ 歯列頬舌断像：|7根尖部（①）の頬側皮質骨は消失（ⓐ）、さらに舌側皮質骨も消失（ⓑ）、病変周囲と下顎管（②）周囲骨梁は高密度像を示す

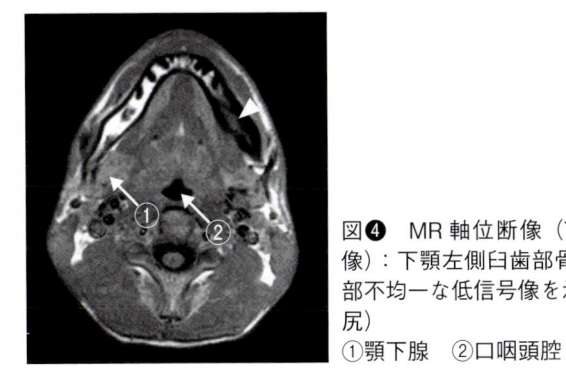

図❹ MR軸位断像（T1強調像）：下顎左側臼歯部骨髄は内部不均一な低信号像を示す（矢尻）
①顎下腺 ②口咽頭腔

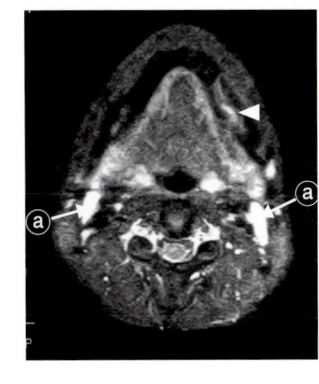

図❺ MR軸位断像（脂肪抑制；STIR）：下顎左側臼歯部は境界不明瞭な高信号像を示す（矢尻）。両側上内顎静脈リンパ節の腫脹を認める（ⓐ）

鑑別診断 パノラマX線写真 ——悪性腫瘍を見逃さないために 87

#27は悪性 ……▶ 悪性リンパ腫

■71歳　女性

パノラマX線画像所見：病変部は上顎左側臼歯部から上顎洞にかけてである（図❶）。

　左側上顎洞後壁を上方へたどっていくと、確認できるはずの翼口蓋窩が消失している。これはパノラマX線写真上で発見できる悪性腫瘍の典型的画像所見の1つであり、病理診断は上顎洞内に生じた悪性リンパ腫である。

　上顎洞後壁が壊れる場合は、患者が歯に違和感を覚えたり、痛みを訴えたりする。しかし、口腔内を見ると歯や歯周組織には明らかな異常所見がなく、パノラマX線撮影を行うと上顎洞後壁が大きく消失していることがある。

　このような症例は、口腔内からの所見では診断困難であり、パノラマX線像から発見していただきたい。

　悪性リンパ腫は、現在は化学療法の治療成績が向上し、骨破壊があっても早期に発見できれば治癒できる可能性が高く、ぜひ見つけてほしい疾患の1つである。

CT画像所見：

- 軸位断像（硬組織表示、図❷）；左側上顎洞内に低密度像が充満し、上顎洞後壁は消失している。
- 冠状断像（図❸）；左側自然孔は閉鎖し、上顎洞壁は右側に比べて不明瞭で、粗造である。左側鼻腔壁は一部消失し、鼻腔への浸潤を示す。

　悪性リンパ腫は他の悪性腫瘍と比べ、明らかな骨破壊というより、粗造な破壊像を示す傾向があり、この所見が病変の特徴である。

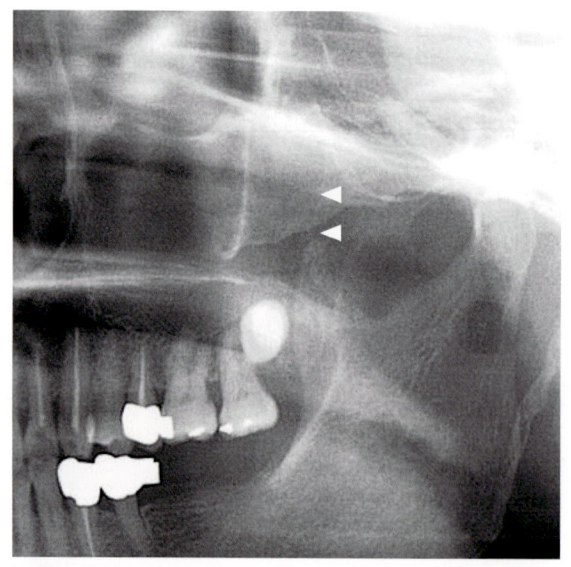

図❶　左側上顎洞下壁の一部から後壁は不明瞭で、とくに後壁（矢尻）は消失し、翼口蓋窩は確認できない。|6 7 に明らかな歯周病やう蝕はなく、|8 が埋伏している

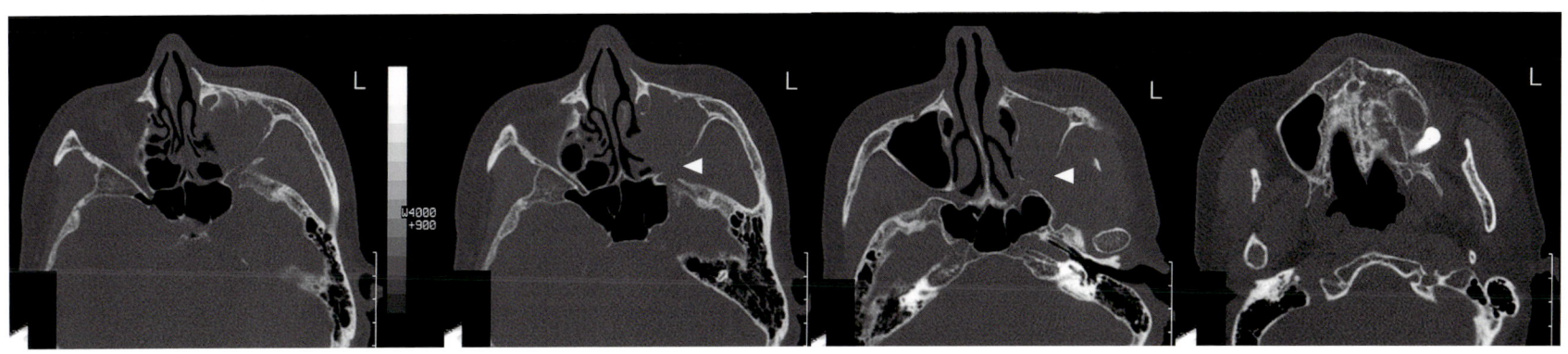

図❷ 軸位断像(硬組織表示)：左側上顎洞内に低密度像を認め、上顎洞後壁は後方で消失している（矢尻）

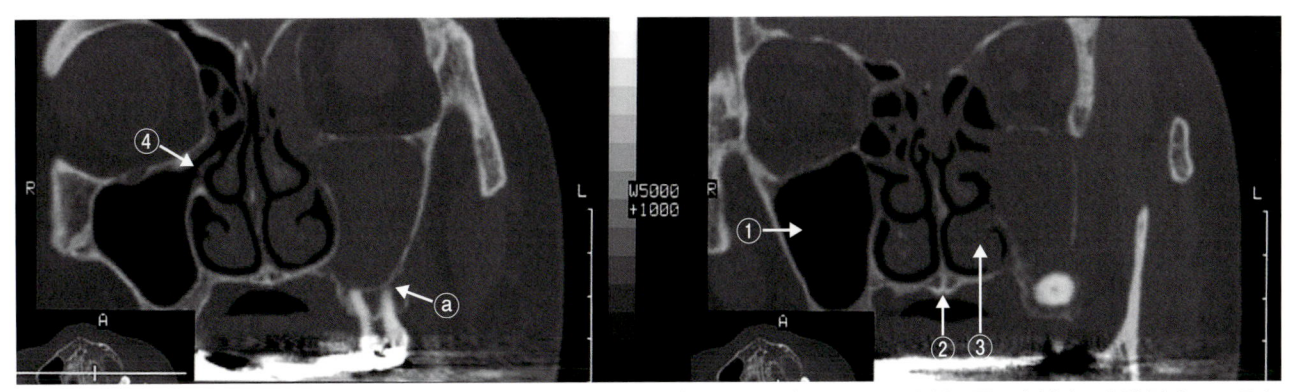

図❸ 冠状断像(硬組織表示)：左側上顎洞内に低密度像が充満し、自然孔は閉鎖している。左側上顎洞内側壁＝鼻腔側壁は不明瞭で鼻腔内へ病変の浸潤を示す。|7 歯根周囲歯槽突起に骨破壊像はない（ⓐ）
①正常な右側上顎洞　②鼻腔底（硬口蓋）　③下鼻甲介　④自然孔

鑑別診断 パノラマX線写真 ——悪性腫瘍を見逃さないために

#28は悪性ではない ┈┈> 慢性骨髄炎

■49歳　男性

パノラマX線画像所見：病変部は下顎左側臼歯部である（**図❶**）。

「6根尖周囲に境界不明瞭な透過像を認め、周囲骨梁は不透過性が亢進し、オトガイ孔は明瞭に描出されている。

この所見は顎骨に及ぶ骨髄炎の典型的な画像で、その他には左側下顎下縁皮質骨直上に透過像を認め、これも慢性骨髄炎によるものである。

CT画像所見：

- 軸位断像（硬組織表示、**図❷**）；下顎左側臼歯部頬舌側皮質骨は消失し、腐骨様の高密度像を認める。
- 歯列頬舌断像（**図❸**）；歯槽頂から境界不明瞭な骨破壊像を示し、下顎管周囲に骨硬化像を認める。
- 歯列近遠心断像（**図❹**）；歯槽頂から下顎骨下縁に及ぶ辺縁不整な低密度像を認め、一層の低密度像内に辺縁不整な骨様構造、腐骨分離を示す。

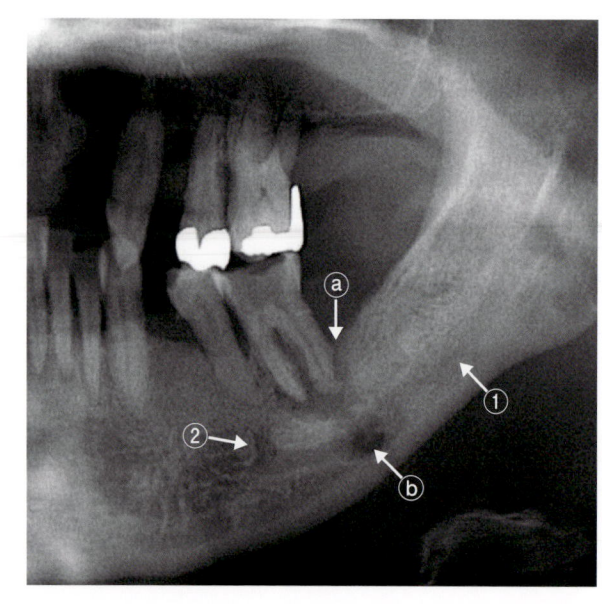

図❶　6歯根膜腔と連続する境界不明瞭な透過像（ⓐ）を認め、周囲骨梁は不透過像を示し、下顎管は明瞭に描出されている（①）。下顎管に重複する透過像（ⓑ）を認める
②オトガイ孔

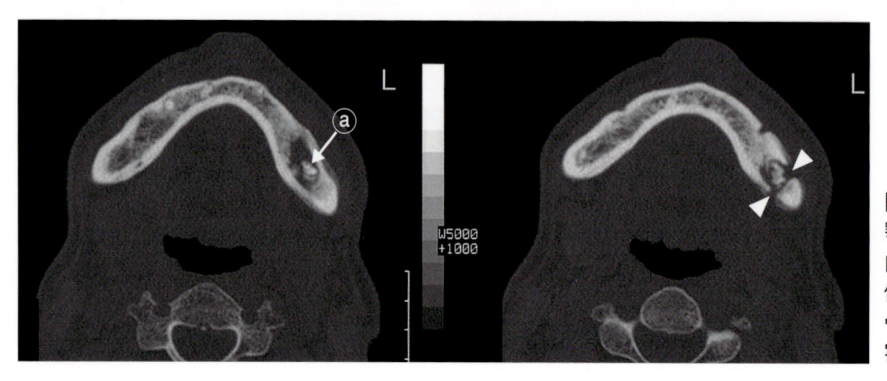

図❷　軸位断像（硬組織表示）：下顎左側臼歯部に低密度像を認め、内部に辺縁不整、不均一な高密度像（ⓐ）を伴う。同部頬舌側皮質骨は消失（矢尻）、周囲骨梁は高密度像を示す

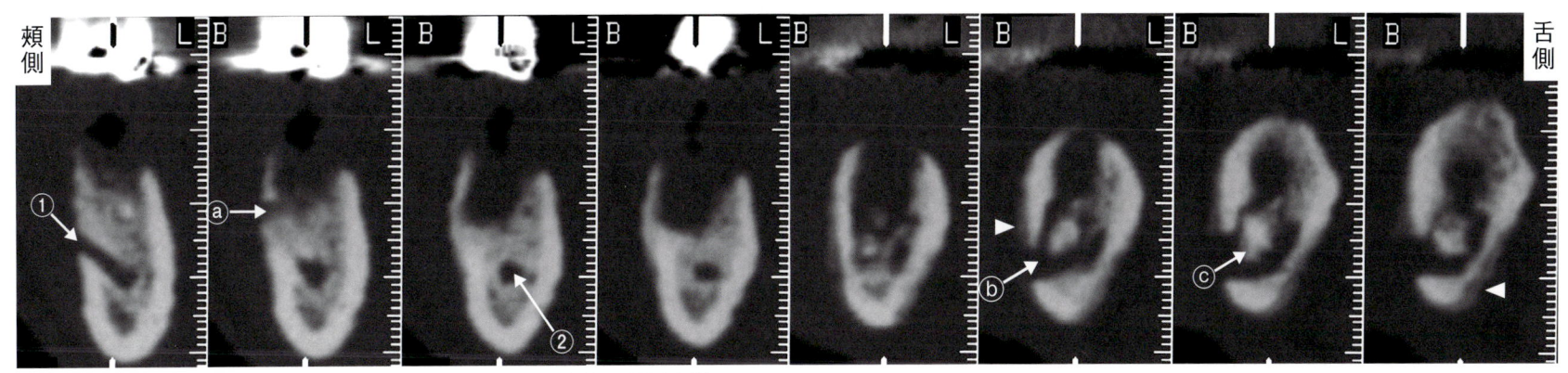

図❸　歯列頬舌断像：オトガイ孔（①）は確認でき、その遠心部で頬側皮質骨は消失（ⓐ）、歯槽頂部から辺縁不整な骨破壊像を示す
病変周囲骨梁は高密度像を示し、下顎管（②）は明瞭であるが、さらに遠心部では下顎管は確認できない
下顎骨下縁に近位した頬側皮質骨の消失（ⓑ）、同部と舌側皮質骨に骨膜反応（層状の高密度像：矢尻）を認める。顎骨中央には低密度像に囲まれた辺縁不整な高密度像（ⓒ）を示す

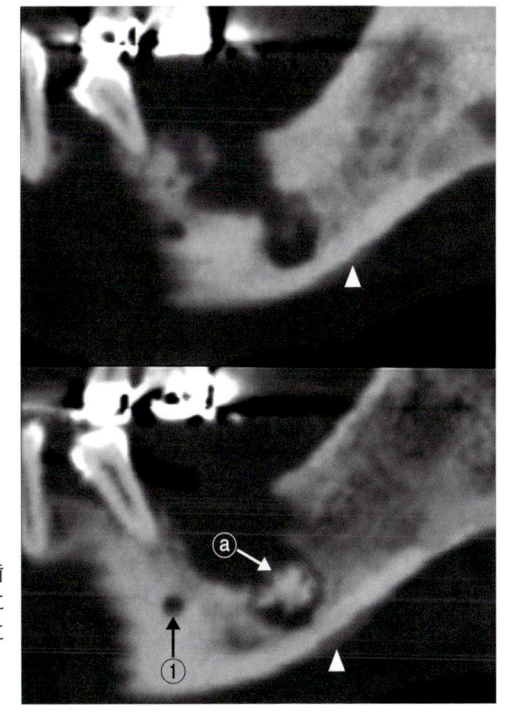

図❹　歯列近遠心断像（矢状断）：下顎左側欠損部歯槽骨は、境界不明瞭な骨破壊像を示し、低密度像に囲まれた辺縁不整な高密度像（ⓐ）と下顎骨下縁に骨膜反応（矢尻）を認める
①オトガイ孔

鑑別診断 パノラマX線写真　——悪性腫瘍を見逃さないために　91

#29 は 悪性 ……> 歯肉癌

■80歳　女性

パノラマX線画像所見：病変部は下顎左側臼歯部である（図❶）。

　下顎左側臼歯部に境界不明瞭な骨吸収を認め、透過像付近の下顎管壁および下顎管は断裂し、典型的な歯肉癌の所見を示している。視診でも口腔内に潰瘍を認め、比較的診断しやすい症例である。

CT画像所見：

- 軸位断像（硬組織表示、図❷）：下顎左側前歯部唇側舌側皮質骨は消失し、唇側および舌側へ腫瘍の進展を疑う。
- 歯列頬舌断像（図❸）：病変部の皮質骨は広範囲に消失している。また、下顎前歯部の骨の頬舌的骨幅は非常に薄く、鋭利な形態を示す。

症例によっては、前歯部において骨の幅径よりも歯の幅径のほうが広い場合があり、とくに下顎前突傾向の患者では、前歯部の骨幅が細いことが多いので、矯正治療を行う場合には、注意を要する。

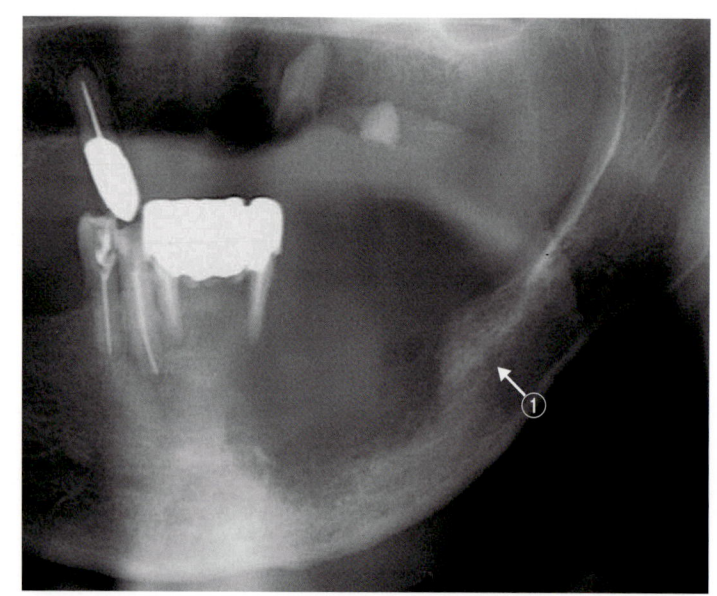

図❶　下顎左側臼歯部は境界不明瞭で広範囲な透過像、骨破壊像を示し、下顎管（①）およびオトガイ孔は消失している

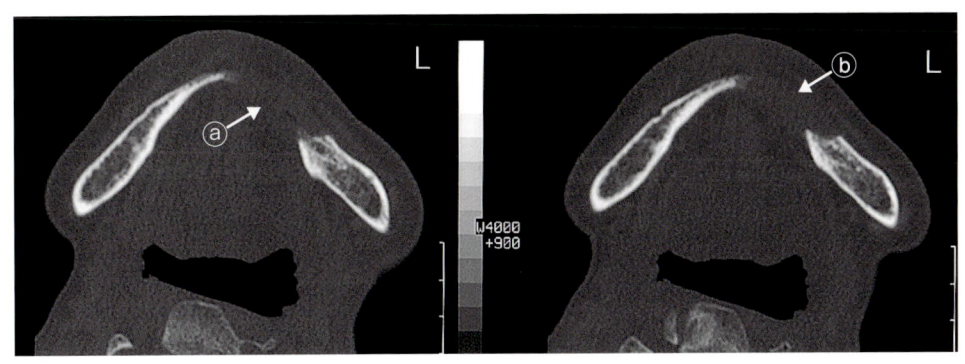

図❷ 軸位断像（硬組織表示）：下顎左側前歯部から臼歯部の舌側皮質骨（ⓐ）、頬側皮質骨（ⓑ）は断裂している

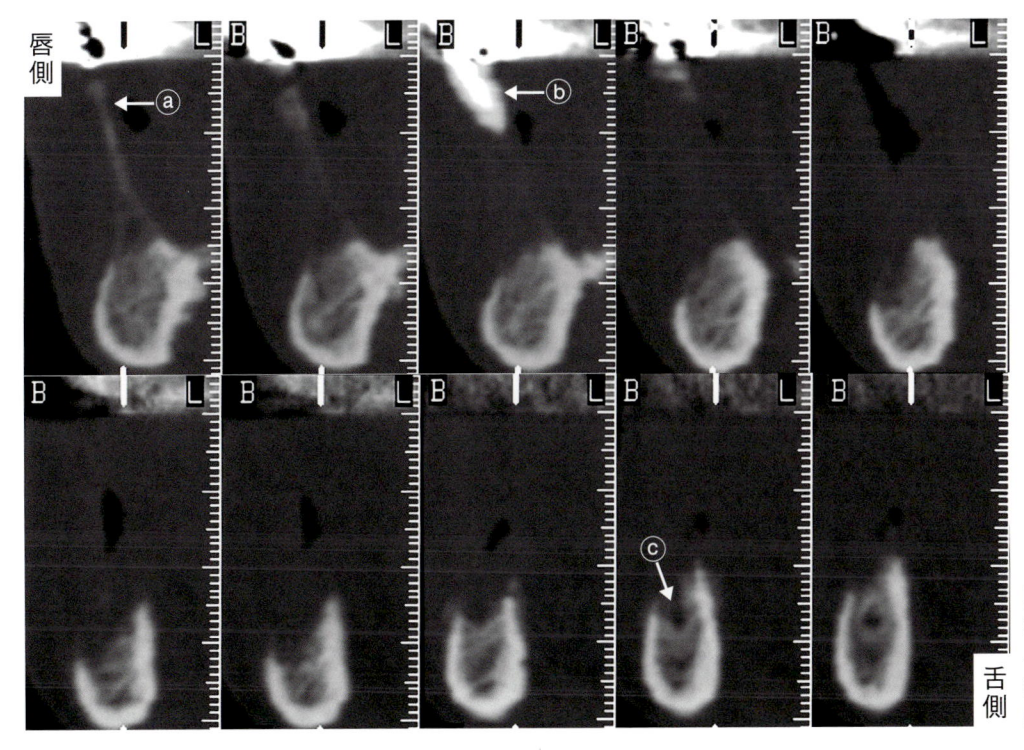

図❸ 歯列頬舌断像：下顎左側前歯部歯槽骨は頬舌的に非常に薄い（ⓐ）。|3 は浮遊歯状態（ⓑ）、歯根下方で境界不明瞭な歯槽骨破壊が広がっている
頬側皮質骨は消失、オトガイ孔は確認できず、下顎管上壁の破壊を示す（ⓒ）

鑑別診断 パノラマX線写真 ——悪性腫瘍を見逃さないために 93

#30は悪性ではない ┄┄> 慢性骨髄炎

■60歳　男性

パノラマX線画像所見：病変部は下顎右側大臼歯部から前歯部にかけてである（図❶）。

6̅根尖部に根充材様の不透過像を認め、根尖孔からの根充材の漏出を疑う。下顎骨下縁皮質骨を見ると、左側は明瞭に皮質骨が確認できるが、右側は消失しており、全体的に骨が粗であるため、当初は悪性腫瘍と診断した。

CT画像所見：

- 軸位断像（硬組織表示、図❷）：下顎右側骨体部頬舌側皮質骨は一部不連続性で、内部骨梁構造は低密度像と高密度像の混在像を示す。
- 歯列近遠心断像（図❸）：6̅4̅歯根膜腔は拡大し、下顎管周囲骨梁は高密度像を示す。
- 歯列頬舌断像（図❹）：頬舌側皮質骨は不連続性を示し、舌側下縁部に骨膜反応様の骨増生を認める。

病変内部に硬化性の所見を認めたので、悪性腫瘍ではないと診断した。

＊

慢性骨髄炎で骨破壊と骨増生が繰り返される症例は、本症例のように診断が非常に難しくなる。さらに下顎管を見ると、右側下顎管の明らかな破壊は認められない。

他症例で悪性腫瘍の場合、下顎管の破壊が見られると述べたが、下顎管の破壊がないことから、CTで骨髄炎と診断できる症例もある。

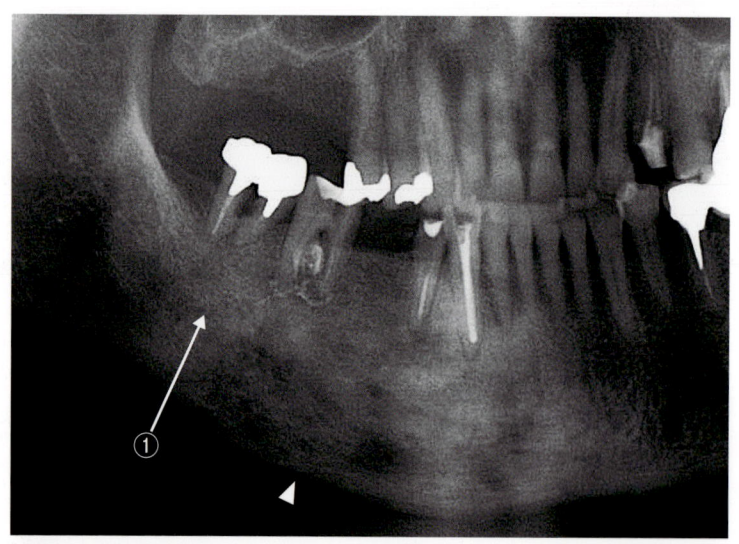

図❶　下顎右側骨体部（臼歯部から前歯部にかけて）骨梁は不明瞭で、下顎管（①）は6̅根尖部下方から近心部で不明瞭、下顎骨下縁皮質骨（矢尻）は層状で不明瞭である。6̅根尖部と根分岐部に根充材様の不透過像を認める

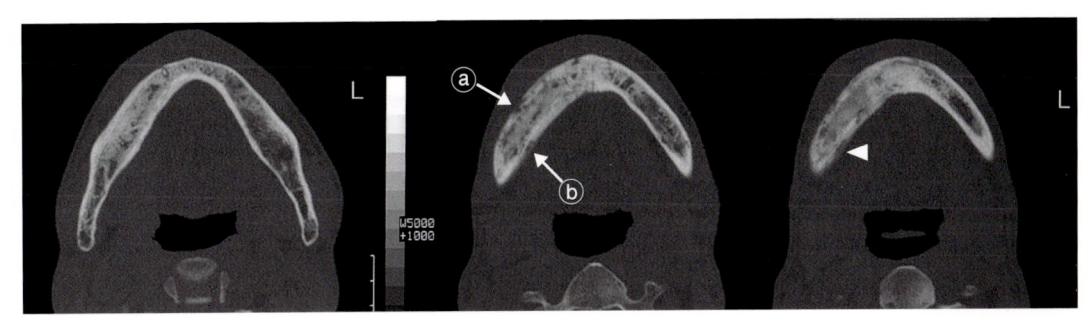

図❷ 軸位断像（硬組織表示）：下顎右側骨体部は高密度像を示し、頬舌側皮質骨は一部断裂（ⓐ、ⓑ）、舌側に骨膜反応様の高密度像を認める（矢尻）

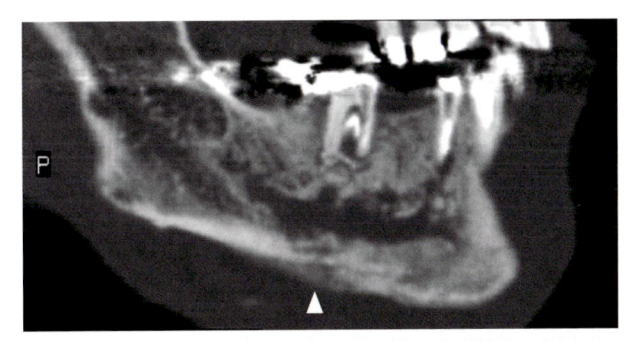

図❸ 歯列近遠心断像（矢状断）：6|と4|の歯根膜腔は拡大し、6|根分岐部と根尖部に高密度像を認める
周囲骨梁は高密度像を示し、下顎管の拡大を疑う。下顎骨下縁に骨膜反応（矢尻）を認める

図❹ 歯列頬舌断像：顎骨内部骨梁は不均一な高密度像を示す
下顎管（①）は一部拡大し、頬舌側皮質骨は部分的に断裂、消失（ⓐ、ⓑ）、下顎骨下縁付近の舌側皮質骨に境界不明瞭な骨増生；骨膜反応を認める（矢尻）

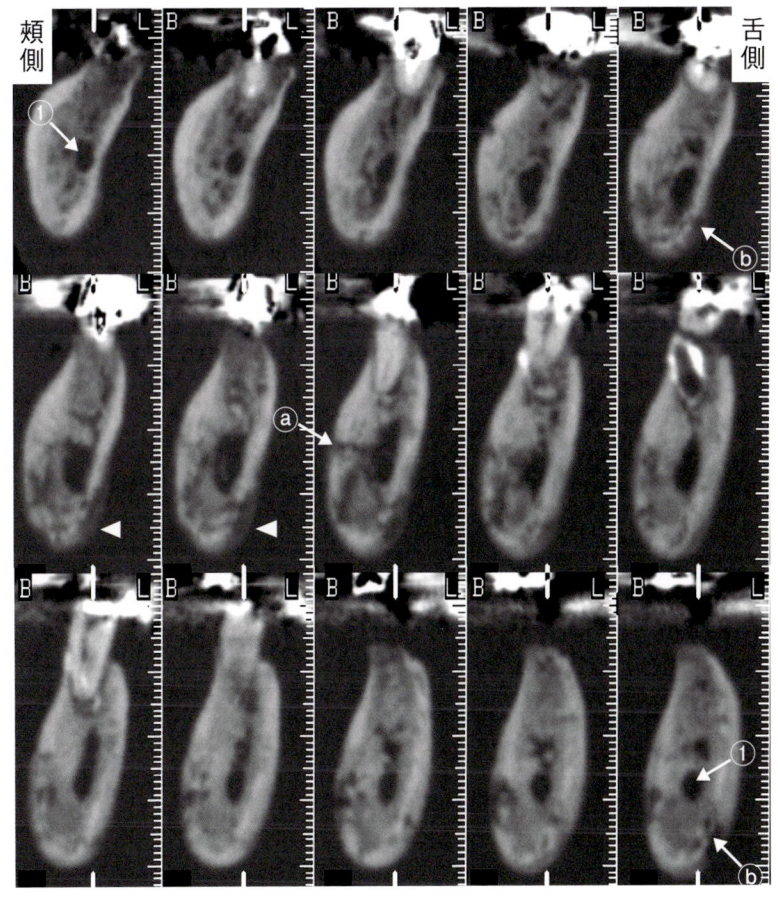

鑑別診断 パノラマX線写真 ──悪性腫瘍を見逃さないために 95

■ 著者略歴

五十嵐千浪（いがらし ちなみ）
1993年3月　鶴見大学歯学部歯学科卒業
　　　4月　鶴見大学歯学部附属病院　診療科助手（歯科放射線）
1996年1月　鶴見大学歯学部　助手（歯科放射線学）
2003年10月　日本歯科放射線学会奨励賞　受賞
2007年3月　鶴見大学大学院歯学研究科　博士（歯学）
　　　4月　鶴見大学歯学部　助教（歯科放射線学）
　　　10月　鶴見大学歯学部　講師（歯科放射線学）
2010年4月　鶴見大学歯学部　講師（口腔顎顔面放射線・画像診断学講座：講座名変更）　現在に至る
NPO法人日本歯科放射線学会　指導医・専門医
一般社団法人日本顎関節学会　指導医・専門医
主な研究テーマ：顎顔面領域の画像診断、顎関節疾患の画像診断とその診断精度、顎関節症の治療、歯科放射線学の教育

小林 馨（こばやし かおる）
1980年3月　鶴見大学歯学部歯学科卒業
　　　4月　鶴見大学歯学部　助手（歯科放射線学）
1988年1月　鶴見大学大学院歯学研究科　歯学博士
　　　4月　鶴見大学歯学部　講師（歯科放射線学）
1992年7月　日本顎関節学会学会賞（学術奨励賞）　受賞
　　　10月　鶴見大学歯学部　助教授（歯科放射線学）
2004年10月　鶴見大学歯学部　教授（歯科放射線学）
2010年4月　鶴見大学歯学部　教授（口腔顎顔面放射線・画像診断学講座：講座名変更）　現在に至る
NPO法人日本歯科放射線学会　指導医・専門医
一般社団法人日本顎関節学会　指導医・専門医
日本口腔インプラント学会・基礎系指導医
主な研究テーマ：顎関節の画像診断と治療、歯科放射線撮影時の患者被曝線量、歯顎顔面領域の三次元画像診断、パノラマX線撮影法

若江五月（わかえ さつき）
1984年3月　鶴見大学歯学部歯学科卒業
　　　4月　鶴見大学歯学部　助手（歯科放射線学）
1998年1月　鶴見大学大学院歯学研究科　博士（歯学）取得
2007年4月　鶴見大学歯学部　助教（歯科放射線学）
2010年4月　鶴見大学歯学部　助教（口腔顎顔面放射線・画像診断学講座：講座名変更）
2014年1月　鶴見大学歯学部　学内講師（口腔顎顔面放射線・画像診断学講座）　現在に至る
NPO法人日本歯科放射線学会　専門医
一般社団法人日本顎関節学会　専門医
主な研究テーマ：パノラマX線撮影における画像形成、顎関節の画像診断と治療、歯科放射線学の臨床実習教育

小佐野貴識（おさの たかし）
2006年3月　鶴見大学歯学部歯学科卒業
2007年3月　鶴見大学歯学部附属病院　臨床研修　修了
2011年3月　鶴見大学大学院歯学研究科　修了、博士（歯学）
　　　4月　鶴見大学歯学部　学部助手（口腔顎顔面放射線・画像診断学講座）
　　　10月　鶴見大学歯学部　助教（口腔顎顔面放射線・画像診断学講座）　現在に至る
NPO法人日本歯科放射線学会　認定医
主な研究テーマ：顎関節の画像診断と治療

市古敬史（いちこ たかし）
2010年3月　鶴見大学歯学部歯学科卒業
2011年3月　鶴見大学歯学部附属病院　臨床研修歯科医師　修了
　　　4月　鶴見大学歯学部　臨床助手（歯学部附属病院　総合歯科Ⅱ）
2013年4月　鶴見大学歯学部歯学研究科（口腔顎顔面放射線・画像診断学　専攻）入学
NPO法人日本歯科放射線学会　認定医

伊東宏和（いとう ひろかず）
2013年3月　鶴見大学歯学部歯学科卒業
　　　4月　鶴見大学歯学部歯学研究科（口腔顎顔面放射線・画像診断学　専攻）入学
2014年3月　鶴見大学歯学部附属病院　臨床研修歯科医師　修了
NPO法人日本歯科放射線学会　認定医

大蔵眞太郎（おおくら しんたろう）
2012年3月　鶴見大学歯学部歯学科卒業
2013年3月　鶴見大学歯学部附属病院　臨床研修歯科医師　修了
　　　4月　鶴見大学歯学部　臨床助手（口腔顎顔面放射線・画像診断学講座）
2015年4月　鶴見大学歯学部　学部助手（口腔顎顔面放射線・画像診断学講座）
NPO法人日本歯科放射線学会　認定医

鑑別診断 パノラマX線写真　～悪性腫瘍を見逃さないために～

発行日　　2015年6月1日　第1版第1刷
編　著　　五十嵐千浪　小林　馨
発行人　　湯山幸寿
発行所　　株式会社デンタルダイヤモンド社
　　　　　〒113-0033 東京都文京区本郷3-2-15 新興ビル
　　　　　電話＝03-6801-5810（代）
　　　　　http://www.dental-diamond.co.jp/
　　　　　振替口座＝00160-3-10768
印刷所　　能登印刷株式会社
Ⓒ Kaoru KOBAYASHI, 2015
　　　　　落丁、乱丁本はお取り替えいたします

●本書の複製権・翻訳権・上映権・譲渡権・公衆送信権（送信可能化権を含む）は㈱デンタルダイヤモンド社が保有します。
●JCOPY 〈㈳出版者著作権管理機構 委託出版物〉
本書の無断複写は著作権法上での例外を除き禁じられています。複写される場合は、そのつど事前に㈳出版者著作権管理機構（TEL：03-3513-6969、FAX：03-3513-6979、e-mail：info@jcopy.or.jp）の許諾を得てください。